感染症・微生物学講義

人類の歴史は疫病とともにあった

岡田晴恵
Okada Harue

小学館新書

まえがき

古代エジプトのミイラにも痕跡が

感染症に似た言葉に伝染病があります。古来、ヒトからヒトにうつっていく〝伝染する病気〟に多くの人が病み、ある人は重症化し、または後遺症に苦しみ、またある人は死亡して、生き残った者が子孫を残して人類は繋がってきました。病《やまい》は病んだ個人の問題であっても、家族や地域の集団に拡大すれば社会へ影響を与え、大流行となれば被害は甚大なものとなって歴史をも動かし、病苦の精神的ダメージは文化や芸術を変える一因ともなってきました。そして、感染症は人類の始源と共に古く、原因となるウイルスや細菌の病原微生物・病原体はと言えば、人類が出現する前から盛衰を繰り返していました。寄生虫に取りつかれた貝類の化石などはそれを物語りますね。

やがて動物の中で感染する病原体は動物の家畜化と共に人社会に入り込み、ヒトへの感染機会を増やしていきます。ヒトへの偶発的な感染を繰り返すことで、動物の細菌やウイルスはヒトに適応するようになり、ヒトの体内で増えやすい能力やヒトからヒトへうつりやすい能力を獲得した細菌やウイルスなどが、ヒトの病気・ヒトの感染症として定着するようになりました。こうして、新しく人の感染症が発生すると社会で大流行を起こし、その後、何度も流行を繰り返す感染症が残っていきました。

家畜から来た伝染病としては、天然痘《てんねんとう》、麻疹《ましん》、結核《けっかく》などが有名です。ＳＡＲＳ－ＣｏＶ－２となった新型コロナも、そもそものウイルスはコウモリが起源と考えられていますね。

感染症は人類の歴史と共にあります。振り返れば、古代エジプトのミイラからも、結核や天然痘、ハンセン病、マラリア、淋病《りんびょう》、寄生虫病などの病気があったことがわかっていますし、また壁画や彫刻などにもさまざまな病気の描写が残されています。ポリオ（小児麻痺《しょうにまひ》）の患者を示すレリーフが、紀元前１５００年頃の古代エジプトにすでに残されていますから、その頃にはポリオの患者が存在していたことも確認されます。

人類が進化し、家族単位から集落となり、人の移動と交流が盛んになるにつれ集落が都市へと発展すると共に、一部の地域に局在していた風土病は広い地域に拡大する疫病へと発展していきました。ハンセン病がヨーロッパで流行したのは十字軍の遠征がきっかけであったと言われますし、中世のペスト（黒死病）は中央アジアからシルクロードの河川交易路を通じてヨーロッパに伝播《でんぱ》されました。そして、天然痘は遥々《はるばる》シルクロードを通って朝鮮半島から日本へ仏教伝来と共にやってきました。一方、その天然痘や麻疹はコロンブスの新航路発見を機にスペイン人の新大陸征服に力を貸し、あっけなくインカ・アステカ文明を滅ぼしてもいます。しかし、スペイン人はその返礼のように梅毒《ばいどく》の病原菌を受け取り、ルネッサンスのヨーロッパは梅毒が真っ盛りの時代となるのです。

蚊が原虫を媒介《ばいかい》するマラリアはローマ軍を衰退させ、アメリカの南北戦争や20世紀の第一次・第二次世界大戦でもその戦地を荒らしまわりました。シラミが媒介する発疹《ほっしん》チフスはナポレオンのロシア遠征でフランス兵の3分の2を斃《たお》し、ナイチンゲールが活躍したクリミア戦争でも第一次世界大戦でも戦争の帰趨《きすう》を決める一因となります。１９１８年に発生したスペイン・インフルエンザ（当時の新型インフルエンザ。日本ではスペインかぜと呼ばれた）は第一次世界大戦の勝敗を事実上、分けたのでした。

流行は数時間で国境を越える

歴史を振り返ればヨーロッパでも、13世紀のハンセン病、14世紀のペスト、16世紀の梅毒、17世紀から18世紀の天然痘、発疹チフス、19世紀のコレラ、結核、20世紀の新型インフルエンザなどと、その時代には当時の社会・環境を背景とした象徴的な感染症の流行がありました。そして、その時代を生きた人々は、逃《のが》れようがなくその感染症の惨禍《さんか》に直面してきたのです。21世紀、私たちはコロナ・パンデミックに始まり、今後、どんな感染症にまた見舞われるのでしょうか。

2002年の冬の中国で、SARS（重症急性呼吸器症候群・SARSコロナウイルスによる感染症）が発生し、感染者が飛行機で移動することで瞬《またた》く間にウイルスは海を越え、世界各地で流行が始まりました。日本は紙一重とも言える幸運でSARSウイルスの侵入を免れましたが、2003年夏に終息するまで、世界は急速に重症化し、致死率が1割という高いSARSの流行に震撼《しんかん》したのです。

このSARSの航空機での拡大は、21世紀型感染症の流行形態はもはや数時間で国境を越える時代に入ったことを実感させました。感染症は人が移動する距離・速度に連動して拡大します。その昔、シルクロードをキャラバンと共に徒歩で移動していたのとは比較になりません。このSARSの経験で当時の日本政府の中でも危機管理としての感染症対策が俎上《そじょう》に上がり、パンデミック対策（大陸をまたぐ感染症の世界同時流行に対応する対策）が政治課題のひとつとなっていきました。

折から、鳥インフルエンザ（H5N1型）がインドネシアなどの東南アジアを中心に拡大し人への感染を繰り返していたことで、この鳥インフルエンザウイルスが変異・交雑を起こして人に適応し、「新型インフルエンザ」となって大流行を起こす可能性が指摘され、2008年前後はその対策が最も危機感をもって論じられました。しかし、2009年に発生した新型インフルエンザと呼ばれたPandemic 2009H1N1が軽微なものであったことから、感染症対策は危機管理であるという認識が薄れました。そこに現われたのが、2019年に発生した新型コロナウイルスだったのです。

グローバル化した現代社会では、新しく一地域に発生した感染症が高速大量輸送ですぐに世界規模で拡散され、パンデミックになる可能性を肝に銘じなければなりません。今、新型コロナウイルス（SARS－CoV－2）の流行は4年目となり、産業革命以降、加速度的に増えた世界人口と、グローバル化社会を背景に、変異ウイルスが次々と現われては、また新しい波をつくって流行を繰り返しています。そして、科学技術によって史上初めて「ウイルスの進化」を目の当たりに知ることができているのも、今回のコロナ・パンデミックの特徴です。

また、最速でまったく新しい手法のRNAワクチンがつくられ、その安全性・有効性の検証に十分な時間的猶予もなく、世界レベルで接種されたことには、不安が残ります。私も政府の方針に従って接種を受けていますが、変異を重ね多様性を獲得して流行したコロナウイルスに、ワクチン免疫はどのように働くのでしょうか。今後、このコロナ対策、ワクチン政策とその効果や長期的な有効性と安全性の検証がなされることとなるのでしょう。そして、このコロナの流行もまた社会を変えることになりました。

すでにこの日本で約7・5万人の方々が亡くなり、2022年に〝かぜになった〟と喧伝されたオミクロン株での犠牲者がその多くを占めていることは、非常に厳しい現実です。超過死亡率（本来想定される死亡率を超過した割合）は戦後最大となっています。2023

年1月のひと月で1万人以上が死亡している現実も、当事者以外にはその重大さが認知されていないように思われます。東日本大震災をも上回るような大災害の最中であるにもかかわらず、コロナに関する報道は減り、マスク論議や感染症法（後述）上5類移行への枝葉末節な議論に矮小化されつつあることは残念です。発熱外来や集約医療施設の設置など、医療確保の本質的な議論がなされないままに忘れ去られました。亡くなる方の9割以上が70歳以上であることからか、高齢者であるから仕方ないという風潮があったように見えるのは非常につらいことであり、また生命の尊厳の軽視をも感じさせました。

「感染症の時代」に必要なこと

新型コロナウイルスが1年間に数回のワクチン接種が必要となったのは、このウイルスの変異の速さと短期間で免疫が低下してしまう性質だからです。つまり、このコロナウイルス感染症はワクチンだけでは解決できません。その感染力から同時期に夥《おびただ》しい感染者・患者が出るため、速やかに検査をして、すぐに服用できるような抗ウイルス薬や治療薬が必要なのです。

よくインフルエンザとコロナが比較されますが、インフルエンザも実は決して軽微な感染症ではありません。インフルエンザはクリニックでの迅速診断キットの普及で検査が速やかにでき、タミフル等の抗インフルエンザ薬がすぐに投薬できるようになり、また、65歳以上の高齢者への定期予防接種でインフルエンザワクチンの接種ができる政策が実現し、重症化・死亡のリスクを減らすことによって、現在、致死率を約0・1％に留めることができるようになったのです。

このインフルエンザと同様にクリニックですぐ検査ができ、コロナ治療薬が誰もに投薬できる体制を組めるのか。コロナも早期診断、早期治療開始が可能となって初めて、この高齢化社会の日本での健康被害を抑えることができます。これらの実現こそが国民の健康被害を減らすために肝要であり、「感染症の予防及び感染症の患者に対する医療に関する法律（感染症法と略されます）」の類型や名称変更をいくらしても感染力も病原性も健康被害も軽くなることはなく、それらは印象操作でしかないのです。

日本は少子化でも世界レベルでは人口が激増し（つまり、病原体にとっては新たな畑が増えたことになります）、高速大量輸送が可能となった21世紀は「感染症の時代」と言われます。今後、この時代にどう対処していくのかを突きつけられたような新型コロナウイルスの流行の中ですが、国産のワクチン、治療薬の開発・製造の構築、緊急時の医療体制の確立などが国民の安全安心に繫がります。感染症対策はこの時代、危機管理であり安全保障対策なのです。パンデミック対策の本質を理解した上での政策とたゆまぬ行政努力が必要で、さらにそれを実行しうるためには感染症に対する国民理解が必須となります。それがなかなか儘《まま》ならないものであることは今回の新型コロナウイルスの流行で、私自身が苦渋の思いで経験したことですが、その一助となるように本書では、古くから現在に至るまでの象徴的な感染症の話をいろいろな視点で書いていきたいと思います。

感染症・微生物学講義

目次

子供の頃の水疱瘡が「帯状疱疹」に／集団生活で要注意「侵襲性髄膜炎菌感染症」／難聴に精巣炎……「おたふくかぜ」は怖い／推理小説で殺人の動機にもなった「風疹」／先天性風疹症候群の発見／妊婦のために男性も接種を／子供に障害を与える「ジカウイルス感染症」／ブラジルでの「小頭症」の新生児の急増／風疹とジカウイルスでの障害の相違／現存する死の病「狂犬病」／犬の遠吠えのような声をあげる／もし咬まれてしまったら／狂犬病ワクチンの開発者・パスツールの悲話／経気道感染することも

第3章 身近な感染症にも要注意

ケジラミは眉毛にも感染／家庭内でもうつるアタマジラミ／国内に数万人の〝新型水虫〟／皮膚の状態をチェックする習慣を／肉は〝よく焼き〟で「O157」感染阻止／過去に何度も死亡事故が／「カンピロバクター」は手抜き料理で対策を／日本で最も多く食中毒を発生させる「サルモネラ菌」／ペットのカメからも感染の可能性／手洗いの徹底を訴えたゼンメルワイスの功績／死後埋もれていた功績の再評価／「敗血症」は身近で怖い感染症

第4章

歴史を動かし時代を変えた感染症

中世が終焉!?「黒死病」の大流行／『デカメロン』に読むペスト流行／「腺ペスト」と「肺ペスト」／宗教儀式でペストは止められない／黒死病の前兆となる歴史的背景／ペストロード／看護を担う修道士も全員死亡／スケープゴートにされたユダヤ人の虐殺／鞭打ち行進と死の舞踏／人類を苦しめ続けてきた「天然痘」／天然痘根絶で姿を消した女神像／天然痘ウイルスの起源と根絶／「サル痘」にも種痘ワクチンは効果あり／天然痘がアステカ文明を滅ぼした／インカ帝国にまで及んだ流行／ジェンナーにヒントを与えた歌／実証的な「実験医学」の精神／「梅毒」を広めた航海と戦争／イタリア戦争で一気に拡大／現代日本で激増中／梅毒の進行　第1～第4病期まで／シューベルトの死の病床／当時の梅毒治療は百害あって一利なし／梅毒治療薬「サルバルサン」の開発／「山の神」「恐るべき生徒」と呼ばれた神童／治療の扉を開いた「世を救う薬」／「コレラ」は世界各地で発生する／コレラの症状／コレラ・パンデミックの歴史／地球温暖化でさらなる流行の

第1章

地震や豪雨
自然災害に備えたい感染症

最強の毒素を産生する「破傷風菌《はしょうふう》」

日本は地震や津波、火山の噴火など自然災害の多い国です。近年は地球温暖化の影響か、豪雨災害が増えています。このような災害時に起こりやすい感染症もあります。災害時に心配される感染症の筆頭格と言えば「破傷風」です。破傷風は世代によって、その多くがワクチンを接種している世代、また、ほとんどがワクチンを受けていない世代に分かれます。それによって、破傷風を発症するか否か、この感染症で重大な健康被害を受けるかどうかに明らかな差が出てきます。

破傷風は世界中の土壌にいる破傷風菌の感染によって起こります。泥の中でケガをした傷口や火傷《やけど》の傷口、また農作業や庭いじりなどによる些細な切り傷などから、破傷風菌の種のような堅い殻におおわれた芽胞《がほう》が体内に侵入します。すると破傷風菌がそこで発芽、さらに増殖して神経毒素（テタノスパスミン）を産生します。この毒素が傷の周囲の運動神経から神経細胞に取り込まれ、神経伝達経路を阻害、遮断して、強い痙攣《けいれん》などの破傷風特有の主症状を引き起こすのです。この毒素は神経機能を侵《おか》しながら、脊髄《せきずい》・脳神経の運動神経中枢に向かって移行します。全身に広がって重症化する前に初期症状に気が付いたら、すぐに医療機関を受診して治療を受けることが肝要です。破傷風菌の毒素は、食中毒菌のボツリヌス菌の産生する毒素と並び、最強の毒素とされます。

症状が出るまでの潜伏期間は3～21日で平均は10日です。ヒトからヒトへの感染はありません。症状は、下顎《したあご》や首の筋肉の硬直や痙攣から始まり、顔がゆがんだり、舌がもつれるなどから、開口障害となります。そして、発語障害、痙笑《けいしょう》（破傷風特有の引きつり笑いで、破傷風顔貌《はしょうふうがんぼう》とも言われる）、嚥下《えんげ》障害（飲食物が飲み込みにくい）、歩行障害から全身の筋肉が強直《きょうちょく》し四肢がつっぱるような強直性痙攣となります。後弓反張《こうきゅうはんちょう》という、床に後頭部とかかとしか付いていない状態で、フィギアスケートのイナバウアーのように反《そ》り返って全身性の筋硬直が起こり痙攣するのです。この強直性痙攣では骨折が起こることもあります。このような重篤な状態にならないように、できるだけ早く、傷の洗浄や抗菌薬、抗破傷風ヒト免疫グロブリン等での治療開始が必要です。治療が遅れれば、全身の筋肉に痙攣性の強い硬直が起こり、呼吸困難になり、呼吸不全から死亡する事態までありますます。その間も本人の意識は清明なので苦痛は非常に大きく、さまざまな治療法がなされるようになった現在でも、致死率は約2割にも上ります。

ワクチン接種が一番の「防災対策」

日本国内で年間約100人の破傷風患者が発生していますが、そのほとんどが中高年齢層です。中高年齢層で患者が発生するのは、破傷風ワクチンの接種状況に問題があります。日本では1952年に破傷風トキソイドワクチンが導入されましたが、破傷風トキソイドワクチンが、ジフテリア・百日《ひゃくにち》せき、破傷風3種混合・DPTワクチンとして小児への定期接種となったのは1968年からです。このため、1967年以前に生まれた多くの人は、事故などで大きなケガをして治療を受けたなどの特別な理由がない限りは、破傷風トキソイドワクチンを受けていません。加えて、1975〜1981年にはDPTワクチンの接種が一時中断され、1981年生まれ以前の世代にも接種していない人が多くいます。このようなワクチン接種状況はご自身の母子健康手帳で確認することができます。

その後はDPTワクチンが定期接種として行なわれ、2023年時点の予防接種法では、生後3カ月から90カ月未満に4種混合DPT－IPV（ジフテリア、破傷風、百日せき、不活化ポリオ）ワクチンを4回接種し、2種混合DT（ジフテリア、破傷風）ワクチンを11歳以上13歳未満に1回接種する、合計5回の接種を国は勧奨しています。若い人やお子さんらはこのようなワクチンの定期接種を受けて、破傷風の毒素に対する基礎免疫ができている方がほとんどでしょう（お子さんの定期接種は母子健康手帳で確認してください）。

話を戻しますと、1967年以前に生まれた世代、さらに1975～1981年生まれの世代では破傷風ワクチンを未接種の成人が多くいます。結果として、このような未接種の成人の中高年齢層を中心に破傷風患者が発生しているのです。では、対策としてどうしたらいいのか？　この未接種の方は任意接種で自ら医療機関で破傷風ワクチンを接種することが強く勧められます。具体的には、沈降《ちんこう》破傷風トキソイドワクチンを3～8週間間隔で2回接種した後、6～18カ月の間に1回の追加接種をします。さらに10年ごとに追加接種を行なえば、破傷風菌の毒素に対する防御抗体レベルを維持することができます。

破傷風菌は酸素存在下では生育できない嫌気《けんき》性菌で、通常は堅い殻におおわれた芽胞で休眠の形態をとって、低温や乾燥などにも強い抵抗性をもって世界中の土壌に広く存在しています。ですから、破傷風菌に接触しないで日常生活を送ることはできず、誰もが感染のリスクがあります。しかし、そのリスクが格段に上がるのが震災や豪雨などの災害時です。災害時には泥や泥水にまみれた状態でケガをしやすく、さらにすぐに医療が受けられない状況に陥りやすいからです。

東日本大震災の後の被災地では、10例の破傷風感染者が報告されました。津波に流されたり、転倒したり、避難のときに受けた傷から破傷風菌に感染したのですが、いずれも50代以上の年齢の方でした。災害時には受傷する危険性も高い上に、医療どころか傷を洗い流すためのきれいな水もないという状況に陥ります。破傷風菌の芽胞が存在する泥などの不純物や病原体を洗い流すことができないままに時間が経過してしまうと感染が成立し、治療が遅れると発症のリスクが高まってしまいます。

東日本大震災では避難時の受傷から傷の手当などの一次的な治療までに10〜20時間、もしくはそれ以上を要してしまった事例もありました。このとき、現場で医療活動をした医師は、「開創《かいそう》が6時間を超える場合には数日経過を見たのちに縫合《ほうごう》すべきと思いました。またこのような患者様には破傷風グロブリンを優先して投与しなければならないと思いました」と破傷風を想定しての対応の必要性を述べています。災害時には破傷風グロブリンの入手も困難となり、圧倒的に不足する事態になることも想定しないといけません。また、避難所では多くの被災者が苦しんでいるので迷惑をかけられないと、初期症状での受診を控えてしまい、治療の遅れにつながったケースもありました。

破傷風はごく微量の毒素で発症するため、罹《かか》って治っても十分な免疫ができないので、ワクチンを接種して免疫を獲得しておく他ありません。大地震の危険性が叫ばれる今、沈降破傷風トキソイドワクチンで予防しておくことは、自身でできる「防災対策」となります。

未接種の成人は、前出のように任意で医療機関を訪れ、沈降破傷風トキソイドワクチンなどを接種することが勧められますが、定期接種を受けた人も、10年以上を経過している場合は追加接種するとよいでしょう。２００６年の全国統計によれば患者の95％以上が30歳以上の人でした。三十代になったら、10年に1回の破傷風ワクチンの追加接種が勧められます。斯《か》く言う私もこの「東日本大震災関連の破傷風症例についての報告」（ＩＤＷＲ２０１２年第45号）が国立感染症研究所（感染研）から出されるまでは、自分が破傷風ワクチンを接種していない世代であることにも気付きませんでした。この破傷風患者発生報告書を読み終えるとすぐに、破傷風ワクチンの接種に出向きました。そして、10年を経過して、先頃追加接種してきました。

文学で伝えられる破傷風の恐ろしさ

破傷風の〝風〟という字は、しびれや麻痺を意味します。「破傷風」という漢字の「傷を破って風（しびれや麻痺）を起こす」という命名は、この病気の感染経路と症状を的確に表わしています。

破傷風を伝える文学があります。長塚節《ながつかたかし》著『土』には、農家の主婦のお品がその貧しさゆえに第3子を自分で堕胎する場面で破傷風の感染が描かれています。酸漿《ほおずき》の根を洗って乾かし、それを子宮口に差し込んで卵膜《らんまく》に穴を開けたときに破傷風菌芽胞が体内に侵入したのです。〈お品は卵膜を破る手術に他人を煩わさなかった。そうして其《その》挿入した酸漿の根が知覚のないまでに軽微な創傷を粘膜に与えて其処《そこ》に黴菌《ばいきん》を移植したのであったろうか。（中略）然《しか》し孰《いづ》れにしても病毒は土が齎《もたら》したのでなければならなかった。〉そして、お品は堕胎して出てきた胎内で四カ月宿していた男児を田の端の木の側へ埋めたのです。

やがてお品は〈口が開けなく成って仕ょうねぇよう〉と、〈顎が釘附《くぎづけ》されたように成って、唾を飲むにも喉が狭められたように感じ〉る初期症状が現われ、続いて痙攣を起こすようになります。〈身体がびりびりと揺らぎながら手も足も引き緊められるように後へ反った〉発作が起こり、酷い苦痛にあがき、痛い痛いと泣訴しながら、〈顔が妙に蹙《しが》んで口が無理に横へ引き吊られる〉典型的な〝破傷風顔貌〟を呈します。痙攣発作はその間隔が短くなり、医者はモルヒネを打ちますが、ますますひどい後弓反張となって〈太い縄でぐっと吊《つる》されたかと思うように後へ反って〉〈劇烈な痙攣に苦しめられ〉、その発作の合間に自分の棺桶に堕胎した胎児を一緒に入れてくれるようにと言い残し、〈足は蒲団を蹴《けっ》て身体が激動し〉て、呼吸も止まったのです。この破傷風の病態の描写はまさに正確に記述されており、この病の恐ろしさと悲しみを後世に記録しています。昭和20年代まで、酸漿の根での人工流産は民間療法で広く行なわれていたのでした。

三木卓著『震える舌』も、女の子が〝些細なケガ〟から破傷風に感染・発症する様子が描かれています。患者とその家族が精神的に追い詰められ限界状況に陥っていく闘病が真に迫ります。野村芳太郎監督によって映画化もされていますが、当時5歳の幼女役の迫真の演技は恐ろしいほどです。破傷風と言えば〝釘を踏み抜く〟ような深いケガを想起しますが（もちろん、深いケガはリスクはより高いでしょうが）、実は患者の2割は感染した箇所が不明の〝些細なケガ〟から感染しているのです。

破傷風菌の単離培養に成功した北里柴三郎《きたさとしばさぶろう》

この破傷風菌の純粋培養に世界で初めて成功したのは、ドイツのロベルト・コッホのもとに留学していた北里柴三郎です。北里はこれらの偉業で、2024年には新1000円札に肖像画が採用されることが決まっています。19世紀末の当時、それは「破傷風菌だけを単離して純粋培養することはできない」と、高名な細菌学者であるフリュッゲ（ゲッティンゲン大学）に言わしめたほどの難題でした。通常の培養方法では破傷風菌は増えることがなく、多くの研究者が単離培養に失敗していたのです。

北里はある日、破傷風菌が培地の表面ではなく内部にコロニーをつくっている現象を見つけます。培地の内部で増えているのは空気を避けているのではないか？〝空気の成分の何かを嫌う〟性質があるのではないか？とそれを見た北里は考えます。そして、酸素存在下では生育できない嫌気性であることを突き止め、低酸素状態で破傷風菌を単離培養する方法を確立しました。

このような嫌気性の菌なので、患部が無酸素状態になりやすい深い傷や、泥などをよく洗い流さないうちに圧迫して傷を血餅《けっぺい》で塞ぐことなどが、破傷風菌の感染成立を助長することになります。先の東日本大震災時の医師が、一時的な創（傷）の開創までに6時間以上を経過した患者は、すぐに縫合せずに様子を見るという対応はこの性質のためです。

目的の破傷風菌だけを大量に増やすことができたことで、発症機序や治療方法の研究の道も拓かれます。北里は、破傷風はこの菌のつくる毒素が原因で起こることを突き止め、破傷風菌毒素の抗血清が治療に役立つことを見出します。これによって世界中で膨大な犠牲者を出しながら、為すすべのなかった破傷風から多くの人命を救う治療法が初めて開発されたのでした。この偉業を敬って、北里大学の校章には顕微鏡下の破傷風菌の〝太鼓のバチ型の形態〟を図案化したデザインが使われています。太鼓のバチの先端の丸い部分が破傷風菌の芽胞です。

白鷗大学に着任した私は、経営学部のある名誉教授から、子供の頃の破傷風の思い出を伺いました。「私が幼かった頃、近所の競馬場に馬を覗きに行きましてね。父にこっぴどく怒られたことがあるんです。馬のいるところには破傷風の菌がいるから行くなと、あれほど言ってあったろうと。破傷風の感染を阻止したかったのでしょうね。今、思い出すと親心でしたね。私の父は感染症の研究者でした」

馬の腸管には破傷風の病原菌クロストリジウム・テタニがしばしば存在し、馬糞によって土壌が高度に汚染されています。馬場や厩舎のある場所は破傷風菌が特に多いのです。「つつが虫（ツツガムシ病）の研究をしていたのです」というお父上は、私が前職で勤務していた研究所の大先輩でした。

馬で思い出したことがあります。もう、50年ほど前のことになりますが、ある高校1年生の男子生徒が学校の校庭でサッカーをして擦りむいた傷から破傷風菌に感染して、たった1週間で亡くなりました。そのサッカーをした運動場は軍の練兵場の跡地で、馬が飼育されていた場所でした。破傷風菌は芽胞をつくることをお話ししましたが、芽胞は非常に長い年数を経ても安定的に存在するために、運動場には破傷風菌が多い状態だったのです。この同級生の急死に大きなショックを受けたある男子生徒は、医師を目指して医学部に入ります。そして、まだ専門の講義を受けていない教養課程の頃（大学1、2年生時）に同じアパートの文科系の学生が「顎が動きにくい。よく嚙めないし、舌がもつれる」という訴えを偶然に聞きました。そこで話を聞いてみると、数日前にバイクで転んでケガをしたというのです。高1のときの同級生の破傷風の悲劇が頭をよぎって、すぐに病院に行って破傷風の疑いを医師に告げるようにと言ったのでした。この学生はやはり破傷風でしたが早期治療で治り、その後、高校の教師になったそうです。

医師になった男子生徒は、あのとき一歩、遅れたら命に関わっていたかもしれないと今も破傷風の怖さを語ります。「亡くなった高1の同級生の記憶が、大学の同級生の命を救ったことになるんだよね……治った本人はもう忘れているだろうけれどね」と言います。

医師になってからは畦道《あぜみち》でケガをして「物が嚙みにくい」という農家のお爺さんが破傷風だったという症例もあったそうです。いずれも、破傷風ワクチンが定期接種になる以前に生まれたワクチン未接種者での感染事例です。

地震も豪雨災害も泥まみれのケガが付き物で、また、災害時には医療がままならないので、破傷風ワクチンは防災対策としても大切ですね。

文学に残る「ジフテリア」の記憶

さて、先ほど登場した3種混合ワクチンとは破傷風、ジフテリア、百日せきを予防するDPTワクチンのことでした。次にジフテリアについて取り上げましょう。

ジフテリアらしき感染症は古代エジプトや西アジア地域にはあったようですが、明らかにジフテリアの流行と考えられるのは、キリスト教の宗教戦争が苛烈であった1562年から1598年のフランスです。病原体であるジフテリア菌は、ドイツのフリードリヒ・レフラーが1884年に発見します。以後、ジフテリア菌の出す毒素を中和する抗毒素の開発で治療の扉が開き、ワクチンの開発は1923年のフランスにおいてでした。

ジフテリアもワクチンの普及で、現在では罹ること事態が稀な病気となっており、年間の世界でのジフテリア発生数も約5000人となっています。しかし、19世紀から20世紀初頭にかけては断続的に流行が発生し、多くの患者を出し続けていました。治療において抗菌薬のなかった当時、特に子供たちには3割から5割の高致死率で襲いかかりました。

産業革命下のイギリスでは農村部から都市に多くの労働者が集まり、劣悪な生活環境や密な状態での長時間労働に苛《さいな》まれるようになります。このスラム街のような場所で、労働者の子供たちの多くが罹ったのです。

この時期、イギリスの都市部の労働者階級の平均寿命は15歳であったとされますが、これには痛ましい乳児死亡率の高さがあります。労働者の子供の4歳までの生存率は約50%とも言われ、不十分な栄養と劣悪な環境下で天然痘、麻疹、百日せきに猩紅熱《しょうこうねつ》、ジフテリア、インフルエンザや腸管感染症などが幼い命を奪っていたのです。ジフテリアは猩紅熱と混同されやすいのですが、子供を襲う、恐ろしい伝染病のひとつでした。日本でも同じ様に流行し、その記述が文学にも残っています。

文豪の幸田露伴《こうだろはん》の次女である幸田文《あや》さんの文章は、細やかな描写が気持ちに染み込むようで私は好きです。明治の東京府南葛飾郡寺島村（現東京都墨田区東向島）生まれの彼女の作品には、結核などの感染症が多く登場しますが、短編に「ジフテリア」があります。

ジフテリアは「毒素をつくるジフテリア菌」の感染によって起こる病気で、飛沫《ひまつ》感染でヒトからヒトへうつります。呼吸器ジフテリアと皮膚ジフテリアとがあって、呼吸器ジフテリアは発熱から喉の痛み、声が嗄《か》れるなどの症状から2～3日の間にその毒素によって喉の細胞が壊され、その死んだ細胞や膿《うみ》が厚ぼったい皮膜（偽膜《ぎまく》）をつくって喉の患部に現われます。この灰白色の偽膜が広がって、喉の気道が塞《ふさ》がれてしまうと、息ができなくなってしまいます。呼吸困難は苦しく、ヨーロッパではジフテリアは「絞殺魔」と呼ばれ、ジフテリア流行のあった年は「絞殺魔の年」と言われたのです。さらにこの毒素が血液中に入ると心臓や腎臓、神経組織に飛び火し、心筋炎や神経炎などの合併症を起こしてしまうこともあります。

文さんの隣家に住むひとつか2つ年下の女の子がジフテリアに罹り「熱も高いし手遅れ気味」となって、家族に感染させないために一人で寝込んでいました。子供であった文さんはそれを知って、淋しかろうとこっそり見舞いに行き、「病人の口に氷砂糖を入れてやったり」、添い寝をしたりしたのでした。そして、自分も感染して「熱に苦しんではじめて、ジフテリアと伝染とがこんなものだとわかって恐れた」のです。そんな文さんの病がやっと癒えた時、隣の女の子がもうこの世にいない人となっていたのを知るのでした。

日本では1999年の患者報告が最後となっていますが、1945年には8万人超もの患者が発生し、約1割が亡くなっていたという深刻な伝染病でした。第二次世界大戦下のヨーロッパでは約100万人の患者が発生し、約5万人が犠牲になっています。日本でこのジフテリアが激減したのもワクチンの予防効果です。日本は1958年からジフテリアトキソイド・百日せき2種混合ワクチン（DPワクチン）が導入され、1968年からはジフテリアトキソイド、百日せき・破傷風トキソイドワクチンの3種混合ワクチン（DPTワクチン）が定期接種となって、現在はこれに不活化ポリオワクチンを追加した4種混合ワクチンが行なわれて、ジフテリアは稀な病気となっています。

一方でワクチン接種が低迷したり、保健医療体制が崩壊すると再びジフテリアの脅威は頭をもたげます。1990年代には旧ソ連で、2017年にはバングラデシュのロヒンギャ難民のキャンプでもジフテリア流行が起こりました。戦争、災害、飢餓、そして医療崩壊は悲しい病を甦《よみがえ》らせます。ワクチンも薬もなかった時代の幸田文さんの悲しみを読んで、誰もが適切な医療を受けられる医療制度を死守したいと痛感します。最近は耳にしなくなっていますが、こういう〝忘れられた病気〟のように見える感染症がある日、復活するかのように出てくる「再興感染症」の脅威も忘れてはいけないのです。

関東大震災で増加に転じた「細菌性赤痢《せきり》」

今の日本では昔ほど耳にしなくなりましたが、「赤痢」のお話をしましょう。

赤痢は腸内細菌の赤痢菌の感染によって起こります。似たような名前でアメーバ赤痢がありますが、それとは異なる病気です。細菌性赤痢は潜伏期1〜5日で発症、悪寒《おかん》を伴う急激な発熱、水溶性の下痢、腹痛、しぶり腹(便をしたいのに少量の排便しか出ない)、血便などの症状が出ます。

赤痢菌はヒトの口から入ると、小腸で増殖して大腸の壁の上皮細胞に入り込み、細胞を壊死《えし》・脱落させて、膿粘血便などの血性下痢を引き起こします。赤痢菌に汚染された食品や水を経口摂取することで主に感染しますが、悪いことに10〜100個の極めて少ない菌数で感染が成立するので、患者や保菌者の糞便、またそれに汚染された手指《しゅし》やハエ、食器などを介して感染する場合もあります。手洗いの励行などが必須ですが、家庭内での二次感染が起こりやすく、また小児や高齢者、免疫が抑制状態などの人は特に注意が必要です。

日本の赤痢の流行状況を振り返ると戦後しばらくは患者数が年間10万人を超え、2万人近い死亡者を出した時期もありました。その後、衛生状態の改善に伴って1965年以降からは激減し、近年はアジア地域などの海外から持ち込まれたケースが発生の7割以上を占めています。治療は体内からの菌の排出を止めないように強い下痢止めは使用せず、乳酸菌やビフィズス菌などの整腸剤と抗菌薬を併用します。そして、スポーツ飲料や経口補水液などで水分を補給し、飲水が難しい場合には輸液（点滴）などが行なわれます。感染予防としては、細菌性赤痢が流行している地域に旅行した場合には、生水、氷、生ものの飲食を避けることなどが挙げられます。

この細菌性赤痢の患者発生数のグラフを「東京府」の報告で1910年代からずっと目で追ってみると1923年以降から顕著にその数が増加に転じていました。1923年は関東大震災が発生した年です。震災で上下水道などの社会インフラが破壊され、衛生状態が劣悪となったことが原因と推測されます。そして、患者数は1930年代の戦時下に向かって急速に増加していたのでした。

細菌学者であり環境保護活動家でもあったルネ・デュボスは著書『健康という幻想』に、「伝染病が流行するには、病原微生物をもってきただけではたりない。流行はみな、なんらかの社会的状況で条件づけられている」と書いています。感染症が流行するには病原体という原因だけでなく、何らかの社会的な背景、条件が必要であるとしているのです。大震災が細菌性赤痢が流行《はや》りやすい環境をつくったということを教訓とすべきです。

対症療法しかない「ノロウイルス」

災害時には、避難所で流行しやすい感染症にも注意しなければなりません。代表的なものに「ノロウイルス」が挙げられます。平時からも、冬季をピークに嘔吐や下痢などの急性の胃腸炎を起こし問題となる腸管感染症の筆頭格です。よく耳にする「感染性胃腸炎」とは主にウイルスなどを原因とする胃腸炎の総称ですが、ノロウイルスは学校や社会福祉施設などでの集団感染の報告も多く、家庭や職場でも流行して問題となります。

ノロウイルスは小型球形ウイルスでヒト以外の動物での感染が認められないので、動物の感染実験のモデルが存在しません。加えてノロウイルスを培養して増やす技術も開発されていないため研究が進めにくく、ノロウイルスに直接に効く薬や予防ワクチンなどはありません。治療は症状に対してそれを緩和改善するという対症療法となります。また、ノロウイルスは、コロナウイルスやインフルエンザウイルスのような脂質二重膜で包まれたエンベロープウイルスではないため、アルコール消毒だけでは不十分です。ですから流水で物理的によく洗い流すという手洗いが、より重要となります。

ノロウイルスは口から入って12〜48時間の潜伏期を経て、吐き気、嘔吐、下痢を主な症状として発症します。頭痛、腹痛、発熱を伴う場合もあります。通常の場合には数日で軽快しますが、脱水や吐瀉物《としゃぶつ》による窒息などもあり、乳幼児や高齢者は注意が必要です。吐き気があって、なおかつ横になる場合は、体を横向きにして寝て、吐瀉物を喉に詰まらせないようにします。

嘔吐の症状がおさまったら少しずつ水分を補給し、体力を消耗しないように安静にして消化の良い食事を摂るようにします。脱水がひどい場合には医療機関で輸液を行なうこともあります。

「ヒト→海→貝→ヒト」ダイナミックな大循環

ノロウイルスは、ごく少数のウイルスで感染します。感染者の糞便1グラムの中には1

億個、吐瀉物1グラムには100万個以上のノロウイルスがいるのに対して、10〜100個がヒトの口に入れば感染が成立します。これが、感染力が強い理由のひとつです。

感染者の下痢便などの排泄物や嘔吐物は、最も感染の危険性のあるものとして注意しなければなりません。患者の介護や世話をした人が、患者の便や嘔吐物で感染するのは、ヒトからヒトへの感染で最も起こりやすいケースです。汚染物に触れた手を介して、その手で口を触れたり、また、食べ物に触ってノロウイルスが付着して、それを食べることでも感染します。多くの食中毒の病原体が数千、数万以上の多くの数の病原体が口に入ることで感染するのに対して、ノロウイルスや腸管出血性大腸菌O《オー》157などは数十個程度で成立するので、よく手を洗ったつもりでも、感染伝播が起こってしまいます。

さらに下痢が止まって治ったと安心した後にも、2週間くらいは便中にノロウイルスが引き続き排泄されて、これも感染源になります。学校現場での集団感染では、治って登校した子供が給食当番をして素手でパンを配って、クラスで次々と発症した事例があります。児童の手洗いが不十分であったこと、パンをトングでなく素手で配ったことなどが原因ですが、少数のウイルスで感染が成立するノロウイルスならではです。

トイレのドアノブや水道の蛇口などにウイルスが付着している場合もあります。だから手洗いの励行です。また、トイレの蓋を閉めて流すこともポイントです。水流でウイルスが舞いあがって、周囲に長時間浮遊し、次にトイレに入った人がそのウイルスを吸い込んで感染するのを防ぐためです。もちろん、トイレの換気も重要ですね。

さらに吐瀉物、漏れた便の消毒や処理、掃除の徹底が大事です。ノロウイルスの消毒は消毒用アルコールでは不十分で、塩素系漂白剤を使って消毒をします。吐瀉物は、実は広い範囲に飛び散っていますから、きちんと広範囲のふき取り消毒をしながら除去します。カーペットの毛足に残っていたウイルスが数日経った後に掃除機の排気で空中に排出され、それを吸い込んだ人たちが集団感染を起こした事例もあります。ノロウイルスではこのような塵埃《じんあい》汚染の感染も想定しなければなりません。

そもそも口に入った細菌やウイルスなどは胃液（pH3程度）で不活化されるものが多いのですが、ノロウイルスは不活化されずに小腸に到達します。そして、小腸で大増殖して嘔吐や下痢を起こして、その吐瀉物や下痢便に莫大なウイルスを出して、次なるヒトへの感染を起こしているのです。一方で、吐瀉物や下痢便と一緒に体外に出て、さらに下水に出たノロウイルスは水道水程度の低い濃度の塩素にも抵抗性を示します。そして、汚水処理場での浄化処理後も一部は不活化されずに河川から海に到着します。そこで二枚貝がエラで海水をこしてプランクトンを食べる水質浄化作用の中で、貝の中腸腺《ちゅうちょうせん》に物理的に濃縮されていきます（二枚貝の中で増えている訳ではありません）。その二枚貝をヒトが不十分な加熱で食べることで、再び感染するのです。

このようにノロウイルスはヒトの体内（小腸）だけで増え、排泄物や吐瀉物の中に膨大な数で紛れ込みながらヒトからヒトにうつり、さらに下水に流されると海に向かって、二枚貝に吸い込まれてその中で濃縮され、その二枚貝が漁獲され、不十分な加熱で食されることでまたヒトの口に入って再び小腸で大増殖して、また感染性胃腸炎を起こす。このダイナミックな大循環を繰り返しているのです。そして、人口が増え、人口密度が高まって都市化した社会では、ますますノロウイルスが流行しやすい条件が揃うことになります。まさにノロウイルスは現代的な感染症でしょう。

ノロウイルスにワクチンはありませんから、結局、個人としては手洗い励行などの消極的な対策しかできることはありません。二枚貝は生食できる安全なものがあります。加熱用とされているものはきちんと加熱調理することで美味《おい》しくいただけます。ノロウイルスは熱には弱く、85~90度で90秒以上加熱することで不活化されます。私は調理の順番に注意しています。サラダなど生《なま》で食べるものを先に作って冷蔵庫に入れ、その後、浅利《あさり》や蛤《はまぐり》の酒蒸しや蜆《しじみ》の味噌汁を作ります。こんな単純な調理の順番も実は大事です。

炊き出しで「黄色《おうしょく》ブドウ球菌」の事故が

避難所の炊き出しで事故が起こりやすい食中毒菌の代表としては、「黄色ブドウ球菌」があります。黄色ブドウ球菌はそもそもヒトの鼻の穴などに普段から存在する常在菌です。鼻をほじったり触ったりして指先や爪にくっつき、ひっかき傷などの浅い傷から入り込み、増えて毒素をつくると水ぶくれになります。これが、とびひ（伝染性膿痂疹《でんせんせいのうかしん》）です。かゆみがあるのでついひっかき、水ぶくれがやぶけると菌が指先について、その指で別の接触場所に感染が広がるため〝飛び火〟という名前がついたのですね。

この黄色ブドウ球菌は、同じように手の傷などでも増えていることがあります。黄色ブドウ球菌のついた手で食品を扱うと、菌が食品に付着してその栄養素と水分とで増え、毒素をつくって食中毒を起こすことがあります。避難所での黄色ブドウ球菌での食中毒の事例としては、おにぎりがあります。作って保温のため発泡スチロールの箱に入れて、時間が経過した後に食べた被災者が嘔吐や下痢に襲われたことがあります。潜伏期間は短く1～5時間程度です。この菌は塩濃度が高くても増殖できますから、使い捨てビニールの手袋などを使って、食品を素手で扱わないことが大切ですね。

水害で危険な「レジオネラ菌」

近年、大雨や大型台風などが増えて、豪雨災害が増加していますね。実は私も大学でキャンパスの浸水を経験しました。１００年に一度の水害のはずが、線状降水帯と台風の両方がやってきたのです。橋の底が濁流に浸《つ》かるのではないかというまでに川の水位が上がり、土手は持ちこたえていましたが、本流に流れ込むはずの支流の細い川から水が逆流して溢れ、大学に流れ込んできました。水が引くと学生さんたちも駆けつけて、総出で復旧作業が始まりました。

水害では浸水した高さまでびっしりと細かな泥が壁面に貼り付いています。泥水が残した泥の微粒子は高圧洗浄で洗い流すのですが、そのときに粉塵混じりのエアロゾルが発生します。さらに乾いた泥が細かな土埃となって、舞い上がるのです。この状況に直面して、私が思い浮かべたのは「レジオネラ菌」感染症でした。このエアロゾルにはレジオネラ菌が含まれ、吸入によって感染する危険性があります。事実、水害でのレジオネラ菌感染症の危険性が指摘された報告書も読んだことはあったのですが、まさにその通りだと思いました。即刻、大学の事務局に高機能のマスクを用意してもらい、マスクの配布を強化しました。レジオネラ菌は農作業での腐葉土の取り扱いでも感染が報告されていますから、こんな土砂まみれの清掃作業では感染のリスクが上がるのは必至です。

レジオネラ菌は、普段は土の中や池の水に生息している細菌です。ヒトの体温より少し高い温水を好み、他の細菌、アメーバなどがつくるバイオフィルム（生物膜）に寄生しています。ときどき清掃が行き届いていない浴場施設などでレジオネラ菌感染症が問題になるのは、タンクやパイプでこの菌が繁殖することがあるからです。一方、洪水などでは土中にいるレジオネラ菌が水流でさらわれ、このようにレジオネラ菌入りのエアロゾルが被災地にばらまかれるという事態が起こります。泥の濁流にのまれ溺れると、菌の入ったミストや水が気管に入り、肺炎などを起こす危険性があるのはもちろんですが、さらに後片付けの作業でも感染の危険性が出てくるのです。

レジオネラ菌感染症には、劇症型のレジオネラ肺炎と、一過性で軽症のポンティアック熱があります。問題なのはレジオネラ肺炎の方で、コロナ前の平時では市中肺炎の5％を占めていました。潜伏期間は2〜10日で、発熱、頭痛、筋肉痛が現われてから咳、胸痛、頭痛、痙攣、腹痛、下痢などが起こります。重症化することも稀ではなく、症状が強い場合には呼吸器内科や感染症内科を速やかに受診することが必要です。

レジオネラ菌は細胞内に寄生するので、薬は細胞内に浸透するニューキノロン系やマクロライド系等の抗菌薬を使用しなければなりません。よく使われるペニシリン系やセフェム系抗菌薬は、レジオネラ菌には効きません。有効な薬が投与されない場合は7日以内に死亡することが多いとされます。適切な治療がない場合の致死率は60〜70％とされますが、適切な抗菌薬治療が速やかになされれば10％未満に下がります。このような危険性の高い病気を起こすのが、レジオネラ菌なのです。

被災時、白鷗大学の学生さんたちは地域の清掃・ゴミ出し作業をよく手伝って本当に感謝されていました。私は学生さんに頭が下がる思いでした。それが救いでした。数年後、今度は台風がやってくるということで、近隣のアパートに住む学生さんたちは大学に避難していました。運動部の学生さんが多かったようですが、もう浸水の危険性が高まってきたと判断されると、学生さんたちは低層階の事務所のパソコンやコピー機や本を高層階に自主的に運んで被害を防いだそうです。機器を持って階段を上る学生さんたちの姿が目に浮かぶようでした。ああ、学生さんは有り難い、と思いました。

庭や草むらで……咬まれて怖いマダニの感染症

春から秋にかけて、マダニの活動が活発になります。近年、このマダニにヒトが咬まれて、ウイルスやリケッチア（細菌の一種）に感染、重症化して亡くなるなど、用心すべき感染症が報告されています。災害時には避難や被災生活の中で、マダニなどに接触するリスクも上がります。マダニが媒介する感染症の代表的なものを説明しましょう。まずは、「重症熱性血小板減少症候群（ＳＦＴＳ）」です。

マダニは家の近くの裏庭や畑、草むらや野山など、私たちの身近な場所で動物を吸血して生息しています。食品に発生するコナダニやハウスダストの原因ともされるヒョウダニ等とは異なります。草むらの植物の上にいて動物が通ると取りつき、皮膚に口器を突き刺して数日から10日間も吸血します。幼ダニや若ダニは脱皮と成長のために、成ダニの雌は産卵のために吸血し、雌のマダニは吸血後に地上に落下し卵を産んで生涯を終えるのです。このようにマダニがそのライフサイクルの各ステージで吸血した際に、ウイルスや細菌が動物側に侵入して病気を起こすことがあるのです。アウトドアのキャンプや農作業などで、たまたまヒトにマダニが取りつくこともあります。

重症熱性血小板減少症候群も、ＳＦＴＳウイルスをもっているマダニにヒトが咬まれることで感染・発症します。潜伏期は６日～２週間程度で、発熱、食欲低下、嘔吐、下痢、腹痛などが主な症状です。ときに頭痛、筋肉痛や意識障害、痙攣、昏睡などの神経症状、出血症状が出ることもあり、血小板減少と白血球減少がみられます。治療薬がありますが、致死率は日本でも１～３割もあります。潜伏期間内に発熱や嘔吐などの症状が出た場合には、速やかに医療機関を受診して「○月○日にマダニに咬まれました！」と医師に自己申告することが、早期診断と適切な治療開始のためのポイントです。

すべてのマダニがこのウイルスをもっている訳ではありませんが、日本国内のマダニではフタトゲチマダニやタカサゴキララマダニなど複数のマダニ種からＳＦＴＳウイルスの遺伝子が検出されています。もしもマダニに咬まれたら、まずは皮膚科を受診して除去と消毒などの処置をしてもらいます。無理にマダニを引き抜こうとすると口器の一部が皮膚に刺さったまま残ってしまうことがあります。どうしても受診できない場合は、薬局などで売っているワセリンを、マダニを埋め込むように皮膚に塗布して、30分ほどおいてからガーゼで払ってみると、窒息したマダニが取れることがあります。

そもそも、草むらなどに立ち入る場合には肌を露出しないようにし、防虫スプレーを使うなどしてマダニに咬まれないようにしましょう。

徳島の医師が発見した「日本紅斑熱《にほんこうはんねつ》」

マダニに咬まれて発症する感染症について、続いて「日本紅斑熱」をご説明しましょう。日本紅斑熱は、徳島県阿南《あなん》市にある馬原《まはら》医院の馬原文彦医師が１９８４年に発見した病気です。早期に診断して、適切な抗菌薬で治療を開始しなければ死亡者も出る、注意すべき感染症です。

1984年5月、山で農作業をした主婦が高熱と倦怠感を訴えて馬原医院にやってきました。全身には薬疹のような赤い発疹が出ていますが、痒《かゆ》くはないそうです。この患者が2週間してようやく解熱した頃に次の患者がやってきました。同じく農家の主婦で高熱と赤い発疹を出しています。すると、付き添ってきた家族が「母は山に入ってダニに咬まれた後に症状が出たのです」と言ったのです。馬原医師がこの二人の患者さんから詳しく話を聞くと、二人は居住する市町村は異なるものの、同じ山にそれぞれ東側と西側から入って農作業をしていました。山、ダニ、高熱、発疹をキーワードに、馬原医師は草むらにいるダニの一種のツツガムシによるツツガムシ病を疑って検査をしました。しかし、その結果は予想外で、ツツガムシ病は否定され、当時日本では存在しないとされていた紅斑熱群リケッチアが疑われたのです。

そこへ3人目の患者がやってきます。最高体温が41度となるような重症でした。こうなったら究明するしかないと思った馬原医師は、国立予防衛生研究所（現国立感染症研究所）に検査を依頼。研究所はアメリカから検査試料を取り寄せて（そもそも日本には紅斑熱群リッケッチア症はないとされていたので検査の必要がなく試料がなかったため）、この患者の紅斑熱群リケッチアに対する血清反応を調べました。その結果、驚くべきことに日本にも紅斑熱群リケッチア感染症があることが判明したのです。これは世界中の感染症の教科書を書きかえるほどの新発見となりました。

日本紅斑熱は病原体のリケッチア・ジャポニカをもったマダニに吸血されると、2〜10日の潜伏期を経て、急な発熱、悪寒戦慄、頭痛等を発症し、手足、手のひら、顔面に米粒大から小豆大の不定形の赤い発疹が多数現われ、速やかに全身に広がります。手のひらの紅斑は特徴的ですが（ツツガムシ病では出ない）、初期の2〜3日で消えます。日本紅斑熱の3兆候は高熱、紅斑、マダニの刺し口（5〜10ミリの赤く丸い硬結で中心部は黒い痂《か》皮《ひ》や潰瘍《かいよう》となっている）で、この病気が発見された当時は希少感染症とされましたが、今では沖縄県から青森県まで多くの患者報告があります。

ＳＦＴＳ同様に症状が出た場合には、速やかに医療機関を受診し「マダニに咬まれた」ことを医師に申告することが必要です。治療薬としてテトラサイクリン系抗菌薬、ドキシサイクリン、ミノサイクリンなどが効きますが、一般的に発熱症状で処方されるペニシリン系、セフェム系、アミノグリシド系薬は全く無効です。ですから、日本紅斑熱を鑑別疾患に上げてもらうためにも適切な抗菌薬を処方してもらうためにも、マダニに咬まれたことを告げることは肝要なのです。

お遍路さんももしかしたらこの感染症で

馬原医師は長年の治療経験から「日本紅斑熱と診断した場合には、抗菌薬のテトラサイクリンを第一選択とし、1日の最高体温が39度以上の場合には、直ちにテトラサイクリン薬とニューキノロン薬による併用療法を行なう」としています。最近、日本紅斑熱の治療において併用療法を行なった患者は有熱期間が3〜4日短縮された報告と、致死率が1%下がったという有効性を示す報告が出されています。

私の馬原文彦先生への印象ですが、真剣に患者さんと向き合って丁寧な診療をする純粋な臨床医という思いを抱きました。一方で、先生は科学的な目でデータを読む生粋《きっすい》のサイエンティストでもあります。そんな先生だからこそ、日本医師会編「臨床検査の手引き」に「日本では存在しない疾患」と明記されていたのを覆して（日本医師会の診療の手引きにないと明記されている疾患であれば、その権威から多くの医師は検査結果が間違っているると思うでしょう）、この病気が日本にあることを発見できたのだと思います。

馬原医院のある徳島県阿南市は四国遍路の旅路の途中でもあります。「お遍路さんが高熱と発疹を出して亡くなったという地域に伝わる伝説の病気も、もしかしたらこの日本紅斑熱だったかもしれない」と先生は語ります。抗菌薬が開発され使われるようになったのは20世紀ですが、そもそも先生が日本紅斑熱を発見する（1984年）までは、適切な薬での治療はできなかったでしょう。馬原先生は病気の発見から診断、治療法までをずっと臨床現場で追いかけてきたのです。私が先生の元を訪れたとき、医院の側には「馬原アカリ医学研究所」（ダニの学名・アカリ）という国内唯一のダニ専門の研究所がありました。

さて、このマダニという生物がリケッチアという微生物を媒介して、ヒトに重症な病気を起こすことを大学の講義で話したところ、男子学生さんが数週間後に私のところにやってきました。「父と渓流釣りに行ったのですが、完全防備をしたつもりが、マダニに咬まれました。それから2週間、講義でお聞きした通りに朝晩検温して体調も記録しました。幸い症状は出なかったので、ウイルスもリケッチアももっていないマダニだったのだと思います。勉強してよかったという実感が湧きました」

白鷗大学大行寺キャンパスの側には、鮎を釣る人もいる風光明媚《ふうこうめいび》な思川《おもいがわ》が流れ、鮭の産卵も見られます。自然が豊かであることで、その自然との賢くわきまえた付き合い方を教えることも、学生さんのためになるのかもしれないと思いました。

第2章

ワクチンで予防できる感染症

子供の頃の水疱瘡《みずぼうそう》が「帯状疱疹《たいじょうほうしん》」に

災害時の対策として私自身が破傷風トキソイドワクチンを接種したことはお話ししましたが、コロナ禍で医療逼迫危機が叫ばれたときに、私が自衛のために「打とう！」と思ったワクチンのひとつに、50歳以上から接種できる「帯状疱疹予防ワクチン」もありました。こういう時期はストレスで免疫も下がって、帯状疱疹を発症しやすくなるからです。さらに流行が激しくなると医療逼迫が起こって、適切な医療がすぐに受けられない可能性があります。ワクチンで予防できる感染症はワクチン接種で乗り越えておこうと考えたのです。

帯状疱疹は、水痘《すいとう》・帯状疱疹ウイルスの感染によって起こる病気です。通常は右側、または左側のいずれか一方にまさに名前の通りに帯状に、まずはチクチク、ピリピリ、ズキズキというような神経痛が出て、その痛みのある部分に赤い斑点のような皮膚症状が現われます。その後、赤い斑点の中にできた水ぶくれが破れてただれたような状態になり、最終的にはかさぶたになります。これに伴う痛みも、強くない軽症から水ぶくれが多数出て強い痛みを伴う中等症、さらに重症となると水ぶくれが大きくなり全身に出て痛みも激烈となり、入院治療が必要となることもあります。さらに合併症として「帯状疱疹後神経痛」もあり、皮膚症状のおさまった後にも痛みが続くことがある、要注意の病気なのです。

この水痘・帯状疱疹ウイルスに最初に感染したときの病気が、「水痘」です。中高年世代の皆さんは、子供のときに水疱瘡を経験した方がほとんどでしょう。日本では、主に冬から初夏にかけて、小児を中心に流行を繰り返してきました。

水痘の予防ワクチンは日本の高橋理明《みちあき》先生（大阪大学名誉教授）によって開発され、世界100カ国以上で毎年1400万人が受けています。日本発のワクチンですが、日本では、やっと2014年10月より水痘ワクチンが定期接種となって、1〜3歳児を対象に2回接種（3カ月以上の間隔をあけて）が実施されています。それ以前は1歳以上からの任意接種だったので接種率は低迷し、学校などを中心に流行が繰り返されてきました。

水痘で重症化が非常に心配されるのは白血病児や免疫抑制状態にある人で、そもそも水痘ワクチンはこのような重症化しやすい人たちに向けて、開発された背景もあります。水痘ワクチンはウイルスを弱めた生ワクチンですが、免疫が抑制状態の子供に接種しても大丈夫なようにかなり弱毒化されています。ですので、ワクチンを接種した後に水痘・帯状疱疹ウイルスに曝露された場合にも感染して発疹が出る場合もありますが、発疹の数は少なく、さらに重症化を防ぐこともできます。

水痘・帯状疱疹ウイルスの1回目の感染による水疱瘡についてお話ししましょう。潜伏期間は2週間程度で胸、腰、背中などの皮膚に赤い発疹ができ、その上に1〜4ミリの水疱が現われます。はじめは「虫さされかな?」というくらいの小さなブツブツができ、それが大きくなって水ぶくれになるという具合です。この水ぶくれ（水疱）が水痘・水疱瘡の名前の由来です。この水ぶくれが化膿するか破れるかして4〜5日経つと、はじめにできたブツブツがかさぶたになります。痒みがあってもかさぶたをはがさないようにして1週間ほど過ぎると、自然にかさぶたが取れて治っていきます。治るまでの間、できたばかりのブツブツと治りかけのブツブツが混在した状態になります。

水痘・帯状疱疹ウイルスに対してはアシクロビルやバラシクロビルという抗ウイルス薬があり、水疱の皮膚症状には石炭酸亜鉛化リニメントなどの外用薬があります。また、水疱をひっかくなどしての細菌による二次感染には抗生物質が使われます。

これは通常の水疱瘡ですが、その他に水痘の合併症として髄膜炎《ずいまくえん》や急性小脳失調症があります。さらに極めて稀ですが、解熱剤のアスピリンの服用によってライ症候群を起こすこともありますので、水痘の解熱剤は医師の指示に従うことが肝要です（インフルエンザも同様です）。多くの場合、アセトアミノフェンが使用されます。

ところが、このウイルスはこうして水疱瘡が治った後も、体内の知覚神経節に終生潜伏感染して居座るのです。知覚神経とは〝痛い、熱い〟など体の痛みを感じる神経が束になった所で、皮膚の場所ごとに働く神経が決まっています。帯状疱疹が出る場所は人によって左右のどちらかに多く、このウイルスがどこに潜むかによって決まっているそうです。

加齢、ストレス、疲労、免疫抑制薬などで免疫力が低下することで発症する帯状疱疹は、痛みで仕事に集中できない、家事もできない、眠れないなどの生活に支障をきたすこともあります。帯状疱疹の水疱が顔や首などの、外見からわかる場所に出ることもあります。重症であった場合には顔面麻痺、失明、難聴などを引き起こすこともあり、発疹が消えた後にも痛みが残ってしまうこともありますので、早期からの治療開始が大切です。抗ウイルス薬を発疹が出てから72時間以内に飲み始めることが望ましいとされています。

日本人の多くが子供のときに水疱瘡に罹って、体内にウイルスをもっています。さらに

50歳以上になると、帯状疱疹を発症するリスクが急に上がってきます。事実、帯状疱疹の患者さんの約7割が50歳以上の方々です。もし、帯状疱疹が疑われる症状が出たら、すぐに医療機関（皮膚科）を受診することをお勧めします。一方で、私のように帯状疱疹予防ワクチンで、発症や重症化を防ぎ、痛みを残りにくくするという対応もあります。

集団生活で要注意「侵《しん》襲《しゅう》性《せい》髄《ずい》膜《まく》炎《えん》菌《きん》感染症」

さて、私がコロナ禍で接種したものには他にも「侵襲性髄膜炎菌感染症（髄膜炎菌性髄膜炎）」の予防ワクチンがあります。侵襲性髄膜炎菌感染症は細菌性髄膜炎のひとつで、髄膜炎菌の感染によって起こる病気です。発症後は病気の進行が極めて早く、抗菌薬での治療を行なっても後遺症や死亡に至る危険性が高い重症疾患です。髄膜炎菌は飛沫により感染が広がるため、人が多く集まる場所、寮生活やユースのキャンプ、ライブコンサートの参加者などはハイリスクとなります。

さらに学校の寮生活などでのリスクが高い感染症ともされています。今は借り上げマンション式の個別の寮もありますが、まだまだ伝統的な食堂、風呂、トイレ共用の寮もあります。コロナ禍では慎んでいましたが、一般的に学生寮の生活では部屋に集まって一緒に過ごすことや、大皿での食事、食器類の共用もあるでしょう。時にはペットボトルの回し飲みもするようです。そもそも学生寮で髄膜炎菌感染のリスクが高いのは、このような共同生活の背景があってのことだと思います。新入生が免疫をもたないで入学して感染し、さらに新生活の疲れが蓄積する5～7月に発症しやすいとされます。

日本では年間20～40例発生し、誰でも感染する可能性がありますが、特に15歳から19歳の思春期が好発年齢です。このような集団生活が感染のリスクを上げるため、日本でも「学校の寮などで集団生活を送る者」に対して、髄膜炎菌のワクチン接種が推奨されています。髄膜炎菌は地域によって流行する菌が違いますが、日本でもA、C、Y、W135の4価結合型ワクチンが2014年に認可され、任意で接種できます。

2017年には横須賀市内の全寮制大学校において男子学生が突然、侵襲性髄膜炎菌感染症を発症して死亡し、詳しい調査が行なわれました。学校関係者の濃厚接触者は42人で、そのうち保菌者は10人でした。学生、教職員ともに保菌者がいたことは、学生と接する機会の多い教職員も感染のリスクがあることを示しています。ということで教員である私も接種することとしたのです。

　髄膜炎菌はそもそも健常者の鼻咽頭《びいんとう》にも存在しており、それほどめずらしい菌ではありません。その保菌率は国によって違いますが、日本では０・４〜０・８％です。健康保菌者も多いのですが、この菌が粘膜をとおして血液や髄膜に侵入した場合にはじめて症状を引き起こします。髄膜炎菌は少なくとも13種類の菌に分類され、流行する国や地域によって菌の種類も異なりますが、A、B、C、Y、W１３５型が主に病気を起こします。

　アフリカのセネガルからエチオピアまでの地域は発生報告が多く、アメリカ、イギリス、オーストラリアなどでも流行の報告がありますから、海外留学では学生寮に入る際は要注意で、髄膜炎菌ワクチンの接種証明が求められることが多くあります。私がこの病気について大学の講義で詳しく説明する所以《ゆえん》です。

　髄膜炎菌は、感染者の咳やくしゃみ等の飛沫感染や接触感染で伝染します。そして、髄膜炎菌が鼻や喉の粘膜に定着した人のうちの１％未満で、菌が粘膜から侵入して血液に入り、全身の臓器に髄膜炎菌が到達して病気を起こします。さらに、このようになった患者の約半数で、菌が髄液に侵入して髄膜炎を起こします。

潜伏期間は主に4日以内（1～10日）で、初期は発熱、頭痛、吐き気などのよくあるかぜ症状のため、早期の診断・治療開始が難しい病気です。要注意なのはその後の症状の進行が早いことです。発症後13～20時間後には皮下出血や発疹が出たり、息苦しくなったり、光を異常にまぶしがるなど、普段とは違った症状が出始めます。劇症型では1～2日で死に至ります。抗菌薬の治療を行なっても、後遺症や死亡に至る危険性が高く、日本でも致死率は19％にも上り、回復した場合でも壊疽《えそ》による手足の切断、難聴、言語障害、知能障害、麻痺やてんかんなどの後遺症が残る可能性があります。

発熱時に一般的によく使われるペニシリンGや第三世代セフェム系抗菌薬が効きますが、そもそも病状の進行が早く治療が間に合わないことが多いのです。こんな事例も報告されています。「同じ寮の友人が朝に具合が悪いから休むと言い、夕方、大学から帰って部屋を訪れると様子がおかしいので、教職員に連絡して救急搬送をしたが夜には重症化していた」

初期症状ではかぜと見分けがつき難く、しかし、病状の進行が極めて早く重症化するという、このような疾患は、ワクチンで予防することが大事です。

ここまでお話しして、ふと思い出しました。感染研にいた頃に感染症専門医から聞いた話です。「アフリカに国際協力の医療支援に行っていたとき、ヨーロッパから赴任していた関係者の若い妻が急に亡くなった。そのとき、夫はその重症度と急変した病態からエボラ出血熱じゃないかと疑っていて、血液サンプルを先進国の協力センターの研究所に送って調べてもらったら髄膜炎菌だった」

アフリカには髄膜炎菌ベルト地帯という、髄膜炎菌感染のハイリスクの地域もあります。これらの地域に渡航する場合には、髄膜炎菌のワクチン接種が強く勧められます。侵襲性髄膜炎菌感染症は現在の日本では年間数十人に留まりますが、やはり書いておくべき重大な疾患だと思ったのです。

難聴に精巣炎《せいそうえん》……「おたふくかぜ」は怖い

さて、もうひとつワクチンで予防できる、身近にあって怖い病気のお話をしましょう。「おたふくかぜ」（流行性耳下腺炎《じかせんえん》）は、ムンプスウイルスの感染によって起こります。潜伏期間は16～18日（12～25日）で、感染した人の3割は症状を出さない不顕性感染です。この潜伏期後に耳下腺や顎下腺《がっかせん》などの唾液腺が腫れ、痛みと発熱を伴います。耳下腺の腫れが〝お多福さん〟を連想させるのでしょうが、片側しか腫れない場合もあります。通常では1～2週間で治りますが、いろいろな合併症のある怖い感染症です。

まずは、難聴です。実は子供のときに聴力を失う原因の多くが、このおたふくかぜです。流行性耳下腺炎の難聴は患者の500～1000人に1人認められます。日本でも流行年には年間700～2300人がこの病気で難聴となっていると考えられています。私の友人の耳鼻咽喉科の医師はこの小児の難聴を診断したときに、おたふくかぜの流行を感じると言っていました。

おたふくかぜの難聴の約8割は片側のみですが、2割は両側です。片側性難聴は小児では気付きにくく、遅れて診断されることが多く、小学校入学前の就学時検診で見つかった例もあります。家庭内の狭い部屋では片側性難聴は親子ともに気が付きにくいそうです。

さらに髄膜炎、髄膜脳炎、精巣炎、卵巣炎《らんそうえん》、膵炎《すいえん》などの合併症があります。流行性耳下腺炎となった患者の10～100人に1人が髄膜炎を発症し、入院を必要としています。3000～5000人に1人は急性脳炎を併発します。成人患者では入院を要する症例が比較的多く、小児より重症化する傾向が認められます。

ムンプスウイルスは飛沫感染、接触感染でうつり、1人から二次感染させる平均的な数（基本再生産数）は4～7人と感染力の強い病気です。唾液からは症状が出る7日前から腫れなどの症状が出た5日後までウイルスが検出されますので、学校の出席停止期間は耳下腺などの腫れが現われてから、5日を経過して全身状態が良くなるまでとなります。発症する数日前からウイルスを外に出し、さらに3割は不顕性感染者ですから、感染に気付かないままにウイルスを排出して感染源になります。さらに感染力が強いことから、流行性耳下腺炎の感染を予防するにはワクチン接種が唯一の有効な方法となります。

おたふくかぜの予防ワクチンは日本では任意接種に留まっています。1歳から受けることができますが〝任意〟の接種であるために日本では接種率が低く、4～5年周期で流行が起こっています。近年では2001～2002年、2005～2006年、2010～2011年、2016年に流行し、その後、2019年末に新型コロナウイルス感染症が発生してからはマスク生活となって目立った流行は起こっていません。新型コロナ以外の飛沫感染の感染症も抑えられてきたのですね。今後が心配な疾患です。

世界では117カ国がおたふくかぜワクチンを定期接種しており、110カ国が2回接種、7カ国が1回接種しています。2回接種の方が効果は高く、WHO（世界保健機関）は2回接種を推奨しています。このワクチンの副反応では接種後2週間程度で軽い耳下腺の腫れや微熱が数％みられます。国産ムンプスワクチンでは2000～2500人に1人の頻度で無菌性髄膜炎が報告されていますが、自然感染の患者では10～1000人に1人が髄膜炎を合併し、入院治療が必要となっているのに比較して、はるかに低い頻度です。

さて、おたふくかぜに罹患《りかん》した教員の体験談をよく聞きます。幼少期に感染しておらず、ワクチンも未接種の状態で、子供さんや学生から感染することがあるのです。

某学部長は30代半ばで感染して、高熱と耳下腺の痛みに苦しみ、果ては精巣炎となって痛くて歩くこともままならなかったと熱弁を振るっていました。また、お子さんから感染した別の先生は、子供さんは少し熱が出て、大して腫れることもなく完治しましたが、ご自身は眼鏡が歪《ゆが》むほど腫れてしまい、動くこともできないほどで、1週間くらいはほとんど横になっていたということです。1週間後、やっと動けるようにはなったものの、身体の辛さ、しんどさは6～8カ月ぐらい続いたそうです。さらに別の先生はあまりの腹痛に盲腸炎と思って救急外来に行ったら、おたふくかぜの卵巣炎であったと語っていました。
今もこのウイルスに直接に効く薬はなく、治療は対症療法になります。

推理小説で殺人の動機にもなった「風疹《ふうしん》」

ミステリーの女王、アガサ・クリスティーの推理小説に『鏡は横にひび割れて』という作品があります。日本でも1981年に『クリスタル殺人事件』として映画が公開され、エリザベス・テイラーが美しく悲しい主人公を演じました。この殺人事件の鍵となるのが、「風疹」という感染症です。

風疹は風疹ウイルスの感染による病気で、主に飛沫感染でうつります。まず小さな赤い発疹が現われ、軽度の発熱（あっても38度くらい）、リンパ節（耳の後ろや首）の腫れもありますが、この赤い発疹が主症状です。発疹は3日くらいで消え、ほとんどの場合は予後良好です。

しかし、この風疹に免疫のない女性が妊娠初期に罹ると、お腹の胎児にウイルスが感染し、先天性風疹症候群（CRS）といって赤ちゃんが目の病気（緑内障、白内障、網膜症など）、難聴、先天性の心臓の病気（動脈管開存症など）、血小板減少《けっしょうばんげんしょう》性紫斑病《しはんびょう》や、低出生体重などの障害をもって生まれることがあるのです（全員ではありません）。

妊婦に風疹の症状が現われた顕性感染での先天性風疹症候群の発生は、妊娠1カ月で50％以上、2カ月で35％、3カ月で18％、4カ月で8％程度とされ、妊娠20週以降では異常なしが多くなります。このように妊婦が風疹に罹っても、すべての赤ちゃんに先天性風疹症候群が発生するということではなく、どの時期に罹ったかが重要となるのです。

さて、舞台はロンドンの近郊の村。そこにはアガサが生み出した名探偵ミス・マープルが住んでいます。そこへ有名女優マリーナ・グレッグと映画監督の夫婦が引っ越して来ました。二人は村の教会関係者や有力者などを新居に招いてパーティーを催しました。「有名女優に一目会いたい！」と会場に集った人々の中に、ひときわ興奮気味のヘザー・バドコックという中年女性が現われます。

昔からマリーナの大ファンだったというヘザーは目ざとくマリーナに声を掛けて、「わたしをおぼえていてくださらないでしょうねぇ」と堰《せき》を切ったように話し出しました。ヘザーは以前バミューダに住んでいたとき、マリーナの舞台に駆けつけ、サインをもらいキスをしたことがあったと言うのです。実はそのとき、ヘザーは風疹で熱を出して寝込んでいたのに、医師が行ってはいけないと止めるのを無視して、ピンク色の発疹を厚化粧で隠してマリーナに会いに行ったと言うのです。風疹は多少の微熱はあっても、その気になれば外出して人と会うこともできますし、発疹は白粉《おしろい》で目立たなくすることはできます。

一方、マリーナはこのとき、まさに妊娠初期でした。ヘザーに悪気はなかったのでしょうが、マリーナとそのお腹の子には「悲劇」が訪れます。マリーナは風疹ウイルスに感染、ウイルスは胎盤を通って胎児に感染を起こしました。そして子供は先天性風疹症候群という、生まれながらの障害をもってしまったのです。このために、マリーナは精神的にも不安定になってしまい、夫はそれを愛情で包み込みながら、暮らしてきたのでした。

そうとも知らないヘザーは意気揚々と喜々とした言葉で、そのエピソードをまくし立てます。その結果、マリーナはこの女が自分と子供が積年苦しんできた悲劇の元凶となった風疹をうつしたことを瞬時に悟ってしまったのです。目の前のヘザーに怒りと恨みが沸き上がります。そして、このパーティー会場でヘザーが毒殺されるのでした。

先天性風疹症候群の発見

かつては風疹は小児の軽い病気と考えられていました。しかし、この先天性風疹症候群こそが、風疹ウイルスの起こす最大の問題であり本質なのです。

この先天性風疹症候群を発見したのは、ノーマン・マカリスター・グレッグというシドニーのアレクサンドラ小児科病院の眼科の医師です。1941年、グレッグは多くの人数の先天性白内障の赤ちゃんを診ることになりました。異常な数の先天性白内障の小児患者に驚いたグレッグは、医師としてその原因究明に乗り出します。彼はその赤ちゃんの母親に聞き取り調査をし、病歴を調べ、その証言に耳を傾けました。そんなある日、グレッグは偶然、二人の母親の待合室での会話を耳にしました。それは〝妊娠初期に風疹に罹った〟という話題だったのです。

オーストラリアでは1940年春から翌年の夏にかけて、風疹の大流行が起こっています。その当時、妊娠していた妊婦も多く罹ったことが考えられます。グレッグは1941年前半に生まれた先天性白内障児78人の母親の病歴を調べ上げ、そのうち68人の母親が妊娠直前、または妊娠初期に風疹に罹患していたことをつきとめたのでした。この母親たちには、風疹以外での異常は認められません。先天性白内障の子らの母親の妊娠初期は、前年の風疹大流行の時期に重なっており、グレッグは妊婦が妊娠初期に風疹に感染すると子供が先天性の障害をもつことがあるという事実を明らかにしたのです。まさに風疹という病気の問題の本質は、この先天性風疹症候群だったのです。

健康で健やかな赤ちゃんを産むためにも、心穏やかな妊娠期を過ごすためにも風疹の感染を予防することは大事で、それにはワクチン接種が有効です。

妊婦のために男性も接種を

現在の日本では麻疹風疹の2種混合ワクチンを小児期に定期接種することで、感染・発症を予防しています。妊娠可能年齢の女性は、風疹に対する十分な免疫（抗体価）をもつことが必要です。日本の土着ウイルスだけでなく、海外諸国では未だ風疹の発生・流行もあるため、外国からの風疹ウイルスの持ち込みによる発生も想定されます。風疹ワクチンを未接種、または1回のみ、不明などの人で、風疹抗体のない、または低い人は妊娠する前に風疹ワクチンを接種して、十分な防御免疫をつけておくことが大切です。

風疹ワクチンは生ワクチンですので、万が一を考えて、妊婦にはワクチンの接種はできません。しかし、気付かずに誤って妊娠中に風疹ワクチンを接種したために、胎児に先天性風疹症候群が発生したという事例は、これまでに報告はありません。

長期的に20年以上にわたって、ある病棟（半閉鎖的集団）での風疹ワクチン免疫の推移を観察した報告によると、接種後、10年を経過すると抗体が陰性となる子供が増えてきます。しかし、この陰転化した子供に風疹ワクチンを再接種すると、免疫記憶があるパターンで抗体価が短期間で急上昇しますから、基礎免疫と免疫記憶は残っていると考えられます。風疹ワクチンによる免疫記憶は、このように長く続くと考えられます。

ただし、ＨＩ抗体価が16倍程度では再接種によって抗体価が上昇していますから、再感染するものと思われます。このような場合が自然感染で起こっても、おそらく不顕性感染で発症はしないと思われます。しかし、妊婦の場合には、抗体価が低いと自然感染を受けて、弱いながらもウイルス血症（血液中にウイルスが入り込む状態）が起こり、抗体価は再上昇しますが、胎児への影響が出る可能性も考えられます。このため、抗体価が弱陽性の場合には風疹ワクチンの接種対象者となるのです。

近年では2012~2013年、2018年に成人男性を中心に風疹流行が起こり、職場や家庭内での男性から妊婦さんへの風疹ウイルスの伝播が心配されました。患者の中心である男性が職場で感染を広げ、さらに家庭にウイルスを持ち込むケースが多く発生しています。このような状況下で、妊婦に風疹ウイルスを感染させることは何としても避けなければなりません。世の中に風疹を流行させないようにすることが、社会全体で妊婦と赤ちゃんを守ることになります。ですから、特にご家族に妊娠初期の妊婦がいて(繰り返しますが、妊婦本人はワクチン接種ができませんので)風疹免疫をもっていない人などは、速やかに風疹ワクチンを接種して、妊婦に感染させるリスクを回避する必要があります。ワクチンは、麻疹風疹混合ワクチンで接種を受けることが勧められます。

まずは妊娠可能期の女性やそのパートナーは風疹抗体価の有無を調べ、必要なら妊娠する前にワクチンで予防することが重要です(抗体価を調べずに、風疹抗体をもっている状態でワクチンを接種しても問題はありません)。風疹のワクチンは妊娠期には接種できませんし、妊娠して風疹の抗体がなく、さらに周囲で風疹流行が起こった場合には人混みを避けるなどの対応しかできません。妊娠前に、または妊娠可能な年齢となったら、自分の風疹の抗体価を医療機関で調べるか、母子健康手帳で風疹ワクチンの接種歴を確認して、ご自身の風疹免疫の有無を確認しましょう。そして、必要であればワクチンで対応することが大事です。

過去には風疹は数年おきに春から大流行し、その後、妊娠期間を経て秋から冬に先天性風疹症候群の新生児が報告され続け、風疹の流行した年に一致して、先天性風疹症候群の発生がありました。かつては妊婦が風疹に感染したことで、赤ちゃんへの障害を危惧した人工中絶が先天性風疹症候群児の発生報告数より多かったのです。

アガサ・クリスティーが『鏡は横にひび割れて』の作品の中で、先天性風疹症候群の子供をもって苦しむ主人公の女優につけた名前が、マリーナ・グレッグでした。アガサは、ノーマン・グレッグ医師の妊婦の風疹感染による先天性白内障児の発生の関与を突き止めた論文までを読み解いて、作品を描いたのでしょうか。それとも偶然なのでしょうか。アガサが生きた時代、19世紀後半から20世紀前半には、風疹は時にヨーロッパでも大流行し、先天性風疹症候群の子供を発生させていました。風疹ワクチンが承認されたのは1969

年だったのです。ワクチンもなく、風疹が流行を繰り返す時代に生きた彼女のこのミステリーは、まるで風疹の危険性を後世の世、次世代に警告しているかのような名作なのです。

子供に障害を与える「ジカウイルス感染症」

さて、ここでもうひとつ、妊婦が感染すると先天性の障害を胎児に与えることがある「ジカウイルス感染症」（ジカ熱とも呼ばれる）を取り上げましょう。耳慣れないウイルスかもしれませんが、２０１５年から俄《にわ》かにその病態が明らかとなり、なおかつアジア地域にも広がってきたウイルスです。21世紀の現代社会は、時に想定外の新興感染症の感染爆発に見舞われます。このジカウイルスの感染症も、まさにその典型で、ジカ熱という軽かったはずの疾患が重大な問題を孕《はら》んでいたのです。

ジカウイルス感染症はこれまで、熱帯の蚊の吸血によって媒介される軽症の発熱性ウイルス疾患で、公衆衛生上特に問題はないと考えられていました。しかし、２０１５年より、ブラジルやフランス領ポリネシアなどの熱帯地域で、多数の妊婦のジカウイルス感染と死産・流産や胎児の先天性異常である小頭症《しょうとうしょう》の発生との関連が強く示唆されて、重大な問題となったのです。また、これらの地域では同時に多発している、ギラン・バレー症候群（筋肉の弛緩性麻痺を起こす運動神経障害）との関連も指摘されています。

このことから、WHOは2016年2月1日、ジカウイルス感染症の流行を世界的な健康危機と判断して、「国際的に懸念される公衆衛生上の緊急事態（PHEIC）」を宣言したのです。WHOのマーガレット・チャン事務局長（当時）は、「ジカウイルスに感染した妊婦からの小頭症の新生児の出生は、ジカウイルス感染との因果関係が医学的に証明されていなくとも、脳の発達障害を起こしている新生児が多く生まれてきているインパクトはあまりに大きく、公衆衛生上の危機宣言発令の意義を認める」として、宣言に至った経緯を説明しています。

そもそも、ジカウイルスは1947年にアフリカ・ウガンダのジカ森で発見されました。この森は黄熱病《おうねつびょう》ウイルスの研究施設（ロックフェラー研究所）が所有し、樹上に檻《おり》を設置してアカゲザルをネッタイシマカに吸血させるために入れたのでした。そのアカゲザルが発熱、研究員がそのサルの血液から偶然にも分離したのが、黄熱ウイルスではなくジカウイルスだったのです。ヒトからは、1968年にナイジェリアで初めてジカウイルスが分離されています。その後、ネッタイシマカに近縁の蚊からも同じウイルスが見つかり、ネッタイシマカやヒトスジシマカによってジカウイルスが伝播されることが示されました。デング熱やチクングニヤ熱と同様に、これらの蚊によってヒトに媒介されるのです。

発見されてから60年間は、ジカウイルスによる目立った流行は起こっていません。ジカ熱の最初の流行は、2007年にミクロネシアのヤップ島で起こりました。このとき島の人口の約75％が感染したとされますが、感染者の約8割は自覚症状が出ていなかったとされています。このように不顕性感染が多く存在するので、空港などの検疫では侵入を止められないウイルスの典型です。

2013年10月からフランス領ポリネシアで流行が起こり、1万人の感染者が出て、約70人が重症となりました。そして、2015年からは前述のようにブラジルや中南米などでの流行から感染したヒトの移動により、アジア、アフリカ、太平洋地域に至る感染拡大に繋がっています。日本でも、2016年初頭に、流行地域に滞在中に蚊に刺され、帰国後に感染発症が確認されたジカウイルス感染例が見つかっています。さらにウイルスに感染した男性との性交渉によっても感染伝播が起こり、妊婦では胎盤や胎児にもウイルスが移行することが示されています。妊婦の感染による胎児感染では、新生児に重大な先天性の障害が残ってしまうことがあるのです。

ブラジルでの「小頭症」の新生児の急増

「小頭症」とは胎児期から乳幼児期に脳が十分に発達せず、頭蓋骨の成長も不十分であるために、脳の機能の発達が妨げられ、知能障害、運動障害、痙攣などが起こる先天的な疾患です。現実には、頭の大きさが普通よりも小さい状態だけでなく、それに伴って脳の発達不全が起こり脳の組織が破壊され、重度の場合では頭蓋骨の崩壊に至るのです。このため、小頭症はさまざまな先天異常の集合体と理解されています。

この小頭症の新生児の発生とその母親の妊娠期間中（特に初期）のジカウイルス感染との関連性が、当初より強く指摘されていました。

そもそも、ジカウイルス感染症（ジカ熱）は、蚊の吸血によりウイルスに感染し、1週間程（2～12日）の潜伏期間の後に、軽度の発熱（38度以上は稀）、斑状《はんじょう》丘疹性《きゅうしんせい》発疹《ほっしん》、筋肉痛や関節痛、結膜充血等の症状が数日続き、後遺症を残すことなく治癒する、比較的軽度のウイルス感染症と考えられてきました。ほとんどの場合には軽症で予後良好な疾患なのです。また、6〜8割の感染者は、感染しても症状を出さない不顕性感染に留まるとされます。したがって、医学的・公衆衛生学的に重要視されることはなく、２０１５年のブラジルでの大流行以前は、ほとんどの医師はジカウイルスの名前さえ聞いたことはなかったでしょう。

しかし、２０１５年12月の時点で、胎児のエコー検査、羊水診断、母親の抗ジカウイルス抗体検査などから、ブラジルで小頭症と報告された２４０１症例のうちの１３４例で、妊娠中のジカウイルス感染との関連性が確認され、少なくとも2例の母親の羊水からジカウイルスが検出されました。この母親らは、妊娠中にジカ熱のような症状があったようです。

その後、世界各地で小頭症の新生児やジカウイルス感染例の研究が進められ、人工妊娠中絶した重度の小頭症の胎児や生後20時間以内に死亡した小頭症の新生児の脳の組織から、ジカウイルス感染の痕跡（ウイルス遺伝子、ウイルス抗原など）が認められ、その関連がさらに強く示唆されました。加えて、胎盤にもジカウイルス感染が認められ、唾液や尿からも感染性ウイルスが分離されています。

一方、米国ジョンズ・ポプキンス大学細胞工学研究所などの研究チームからジカウイルス感染実験の結果（米科学誌「Cell Stem Cell」に掲載）が報告され、小頭症との関連性が示されました。この論文では、ヒト神経前駆細胞（将来の脳神経細胞に分化する元となる細胞）、幹細胞、神経細胞の3種の細胞を用いて、ジカウイルスの感染実験を行なった結果、胎児の大脳皮質の発達に密接に関わるヒト神経前駆細胞で、ジカウイルスは効率良く感染・増殖を繰り返し、膨大なウイルスを産生したというのです。このジカウイルスに感染したヒト神経前駆細胞には、小頭症で引き起こされる脳の先天異常と同様の損傷が起こっていました。

ジカウイルスを接種したヒト神経前駆細胞では、感染実験開始から3日以内に90％の細胞が感染し、3分の1が死滅しました。ウイルスはヒト神経前駆細胞のもつ本来の細胞機能を乗っ取り、大量のウイルスを複製させて細胞外へ放出させ、周囲の新たな細胞に感染を広げて多段階増殖を起こしています。莫大な数のジカウイルスが産生される結果、多くの感染細胞は死滅し、生き残った細胞では細胞の分裂や増殖が著しく阻害されていたのです。これと同様のジカウイルス感染が胎児でも起こっているならば、胎児の大脳の発達に深刻かつ重大な影響を及ぼすと考えられます。これに対し、他の2種の細胞の幹細胞、神経細胞では、このような感染はほとんど認められませんでした。これまで、母体のジカウイルス感染と小頭症などの臨床症状の因果関係は状況証拠の集積であり、その経過を直接に立証するものはなかったのですが、この報告は実験データをもってその関連性を示したことになりました。

また、小頭症を起こしていなくとも、神経系に異常を起こしている場合や他の先天的な障害をもっている可能性も指摘されています。小頭症の子では、その3割で目の網膜など（黄斑と視神経）に異常があることも報告されています。

２０１５年8月から10月までにブラジルで報告された35例の小頭症の症例によると、71%で頭囲（左右の眉直上、後方は後頭部の一番突出しているところを通る周径）が3標準偏差以下の重症例であり、先天性内反足《ないはんそく》（14%）、先天性関節拘縮《こうしゅく》（11%）、網膜異常（18%）、神経学的検査異常（49%）を認め、全数で神経画像検査異常が認められています。さらに通常よりも、体の小さい胎児、新生児もいました。ジカウイルス感染症は、

2016年2月5日に感染症法で4類感染症と指定され、国へ全数報告されることとなっています。

風疹とジカウイルスでの障害の相違

妊婦がウイルスや細菌、原虫など微生物の感染を受けると、胎児に奇形や障害を残す場合があります。これらはTORCH症候群（T：トキソプラズマ症、O：その他の梅毒、水痘、コクサッキー、B型肝炎など、R：風疹・先天性風疹症候群、C：サイトメガロウイルス感染症、H：単純ヘルペス）と呼ばれ、それに加えて、ジカウイルスも新たな仲間となるでしょう。

ジカウイルスとはウイルス学的に比較的近縁にある風疹ウイルスでは、胎盤が形成される以前の妊娠前期に母体がウイルス感染を受けると、胎児感染が起こり先天性風疹症候群（CRS）を起こす危険があり、胎盤が形成される妊娠4カ月以後ではリスクが非常に低くなるのも前述した通りです。これに対して、ジカウイルスの場合には、妊娠初期での発症リスクが高いことは同様ですが、妊娠中期以後でも胎盤の感染を介して胎児に影響を与える可能性が示唆されています。さらに、感染した男性の精液には、長期間にわたりウイルスが含まれており、性交渉によってウイルスを感染させる可能性も強く示唆されています。妊娠中にこのような経路を介して胎盤・胎児に感染をもたらす危険も危惧されているのです。一方、ジカウイルス感染との関連性が強まってきた神経疾患であるギラン・バレー症候群については、風疹では問題になっていません。

ジカ熱は、デング熱と同じようにヤブ蚊が媒介する感染症です。ネッタイシマカが主たる媒介蚊ではありますが、日本にいるヒトスジシマカもジカウイルスを媒介できます。ですから、もしも夏季に日本にウイルスが侵入した際には、2014年夏に東京・代々木公園でデングウイルスが感染伝播して日本人に感染者が発生した時のような事態も懸念されるのです。また、ウイルスを媒介する蚊の生息地域が、主にヒトへの感染リスクを決めるので、特に妊娠初期、または妊娠の可能性のある女性には、ジカ熱の発生・流行している国への渡航を控えるか、どうしても出掛ける場合には蚊に刺されないように自衛して、十分に注意していただきたいと思います。

さらに流行地域から帰国した男女は、症状の有無にかかわらず、少なくとも6カ月、パートナーが妊婦の場合は妊娠期間中、性行為の際にコンドームを使用するか性行為を控えることが推奨されています。

安全で有効な抗ウイルス剤やワクチンの開発が緊急課題ですが、予防ワクチンは未開発で、実用までには少なくとも数年はかかるとされています。さらに、このウイルスに効く治療薬もまだなく、対症療法に留まります。日本にジカウイルスが入らないことを願っています。そして、ジカウイルス感染症が日本で起こらないことを祈るばかりです。

現存する死の病「狂犬病」

よくインタビューで「一番怖い感染症は何？」と聞かれることがあります。エボラウイルスのザイール株の感染か？　侵襲性髄膜炎菌感染症の劇症型も怖いぞ！　とか、いろいろ思い浮かべながら、やはり「狂犬病」かもしれないと思うのです。

読者の方は、犬の病気？　と思われるかもしれませんが、いやいやヒトの感染症です。そして、発症したら、致死率はほぼ１００％という狂犬病。ヒトを含む哺乳類に脳炎を起こして、悲惨な病態をとって悲劇的な末路を辿《たど》るしかないという、まさに恐ろしい感染症の筆頭格でしょう。現在の日本では〝忘れ去られた死の病〟ですが、海外に出れば多くの国々で現存する病気です。海外渡航が当たり前になった今、「ヒトの狂犬病」のお話を取り上げましょう。

2022年1月、「ニューズウィーク」にアメリカの狂犬病の記事が掲載されました。それによると、前年、アメリカでコウモリを介した狂犬病の感染例が複数報告され、彼らは全員が発症の3～7週間前にコウモリと直接接触していたことがわかっており、発症から2～3週間以内に死亡したというのです。中南米を中心にアメリカ大陸では狂犬病ウイルスの感染源として、コウモリがまず挙げられます。

過去の日本では主に〝犬〟に咬まれて感染することから〝狂犬病〟と名前がつきましたが、海外では犬、猫、サル、コウモリ、アライグマ、フェレット、狐などに咬まれた、ひっかかれた、なめられた等の場合にも感染を疑わなくてはなりません。感染した動物の唾液中には膨大な狂犬病ウイルスが存在しますので、咬まれるとその傷口から唾液中のウイルスが体内に侵入します。また、動物は前足をよく舐めますので、ひっかかれた傷からのウイルスの侵入、感染も起こるのです。こうして海外に滞在中に感染して日本に帰国してから発症したという報告（後に死亡）もあります。２００６年にフィリピンで犬に咬まれて帰国した2名や、さらに過去に遡るとネパールで犬に咬まれた青年1名（１９７０年）など、狂犬病の輸入事例が発生しています。

犬の遠吠えのような声をあげる

傷口から狂犬病ウイルスが体内に侵入すると、1日当たり数ミリから数十ミリの速度で神経を上行して脳に向かい、ウイルスが中枢神経に達するとそこで増殖して各神経組織に拡散し、唾液腺で大増殖します。前駆期は狂犬病ウイルスが脊髄に達し、発熱や頭痛、食欲不振や筋肉痛、嘔吐などのかぜのような症状を出します。それに加えて、咬まれたなどした場所がチクチクと痛んだり、軽い痛み（痒み）が出たり、筋の痙攣が起こったりします。このような知覚過敏や疼痛《とうつう》が2日から10日程度続き、だんだん広がっていきます。

そして、急性期に入ると神経症状が強くなり、狂躁《きょうそう》状態、錯乱、幻覚などの症状が現われます。患者は強い不安感に襲われる一方、それ以外のときには意識は清明であったりします。患者（感染した動物も）は咽頭が麻痺して唾液を飲み込むことができない嚥下《えんげ》障害となり、結果としてウイルス入りの唾液を大量に垂れ流すことになります。また、水を飲むことで喉に激しい痛みのある痙攣を起こすために水を飲むことを避け（恐水症）、冷たい風にあたっても同じように痙攣を起こすので風を避けるようになります（恐風症）。高熱、幻覚、錯乱、麻痺、運動失調などになり、犬の遠吠えのような声をあげ、大量の唾液を流しながら、やがて昏睡状態となり呼吸が麻痺して死に至るか、突然死します（狂躁型）。一方、麻痺型の患者も2割ほどいて、恐水、恐風の症状を出さず、麻痺を主な症状として死亡します。このような患者は狂犬病の診断がなされにくいです。

このような恐ろしい疾患ですので、感染が疑われる動物に咬まれるなどした場合には、すべて感染したものと見なして、後に書きますが曝露後ワクチンや免疫グロブリン接種での対応を「即座に取る」ことが必須となります。いったん発症してしまえば、現在も狂犬病に対する治療方法はなく、ほぼ全員が死亡する重大疾患ですから、妊婦であっても持病があったとしても躊躇《ためら》うことなく開始しなければなりません。

発症までの潜伏期間は多くの場合は20日から2カ月ですが、短い場合は2週間、長くは数年に及びます。狂犬病ウイルスは末梢《まっしょう》神経の神経組織の細胞に感染し、上行して脳に向かうので、咬まれた場所が中枢神経組織に近いほど潜伏期間は短くなります。顔や手は神経が密に張り巡らされているので、狂犬病が発症する率の高い場所であり、特に手は咬まれたり舐められたりしやすい部位です。海外の狂犬病発生・流行国（150カ国）では特にむやみに動物に手を出さないということも肝に銘じるべきでしょう。

そうは言っても狂犬病では、すでに感染した動物自体が脳炎を起こし、狂躁期となっているケースが多く、目の前の物に何でも咬みつくというような傾向が強くなります。理由もなく急に咬みついてくるような場合には狂犬病の可能性を考える必要があります。

感染研時代に、アジア地域への国際支援の出張の前に狂犬病に詳しい臨床のドクターから「アジアでは犬からの狂犬病の感染が多い。村などの共同体で飼っている犬が半野良のような状態で放し飼いにされている。興奮状態で走り回っているような犬を見つけたら、まずは距離、間隔を空けなさい。狂犬病の脳炎となっている犬は燃えている火のついた棒でも咬みつく。一方で、麻痺型の狂犬病ではぐったりとして動かない（動けない）。かわいそうだと抱き上げて、舐められて、その唾液で感染した事例もあるから、むやみには手を出さないことだ」と具体的に注意されました。狂犬病ウイルスは血液中には入らないので、血液検査での感染の有無は判定できません。症状が出たら終わりとばかりに、狂犬病は予防が全てと思って対応しなくてはならないのです。

もし咬まれてしまったら

では、狂犬病の発生、流行地でもしも咬まれた場合にはどうしたらいいのでしょうか。狂犬病の危険性のある動物に引っ掻かれた、特に咬まれたなどの場合には、①すぐに石鹸で傷を洗浄し、流水で15分以上洗い流します。②止血はしない。このとき、傷を舐めたり、吸い出したりは厳禁です。粘膜からウイルスに感染する可能性があります。③さらに消毒用アルコールとポビドンヨード（ヨウ素化合物）で消毒します。④そして、ただちに現地の医療機関を受診します。⑤医師はＷＨＯの狂犬病ウイルスの曝露基準に従って、ワクチンの必要性を判断します。帰国を待たずに現地の医療機関ですみやかに⑤の治療と対応を開始することが必須です。発症してしまえば助かる見込みはないので、咬まれたなどの場合には子供も大人も妊婦であっても躊躇わずにワクチンの接種を受け（曝露後ワクチン）、もしも可能であれば免疫グロブリンの接種を開始します。咬まれた後でも、ワクチンや免疫グロブリンを緊急に接種することで、発症を予防することができる場合がありま す。⑥現地の首都圏の大きな病院を受診して必ず治療を受けてから帰国する。⑦帰国時に日本の空港の検疫所の相談室に申告し、検疫官（医師）から今後の日本での治療や対応についての指導を受けます。①～⑦の対応をし、発症を回避することが非常に大切です。

ここまでお話ししながら、大先輩から聞いた昔の狂犬病ウイルスの研究者の話を思い出しました。ある研究者が実験中、指先に注射器の針刺し事故をやってしまい、それが事もあろうに狂犬病ウイルスだったのです。そのとき、その研究者はメスでスパンと自分の指先を切り落としたというのです。躊躇いもなく、一刀で切り落としたそうです。針刺し事故は感染症研究の実験室で最も危険で起こり得やすいミスでもありますが、それが狂犬病ウイルスであれば致命的です。この研究者が瞬時に指先を切り落とすというのは、狂犬病ウイルスであるなら致し方なしとも言えます。それほどまでに危険なウイルスですので、有事の場合にはまずは洗浄、消毒を徹底し、そして、速やかに現地医療機関を受診するということを肝に銘じておくべきです。

また、曝露前ワクチンが狂犬病ワクチンにはあります。すぐに医療機関にアクセスできないような地域に長期滞在するような場合には、渡航前に狂犬病のワクチンを予防的に打ってから出掛けることをお勧めします。狂犬病の曝露前ワクチンは、4週間間隔で2回接種し、半年から12カ月後に追加接種をするので、計画的に行なっておくことが必要です。私は感染研時代から途上国への国際協力の仕事もありましたから、この曝露前ワクチンを接種しています。ただし、曝露前ワクチンの接種を完了していたとしても、先述の①〜⑦までの対応を行なうことには変わりはありません。狂犬病は日本ではその恐ろしさが認知されていませんが、世界では毎年5万9000人以上が亡くなっているとされています。

狂犬病は日本、ニュージーランド、イギリス、アイルランド、オーストラリア、北欧の一部を除いて、世界中150カ国以上に存在します。台湾は狂犬病のない国とされてきましたが、2013年7月に野生のイタチアナグマで狂犬病感染が確認されました。近年、中国では狂犬病の大規模な発生が起こって、報告されているだけでも年に2500人もの発症者が出ていますし、最も深刻なのはインドで2万〜3万人の犠牲者が毎年発生しています。バリ島のあるインドネシアでも毎年100人もの感染・発症者が出ていますし、タイ、ベトナム、フィリピン、ネパールでも死亡者が出ています。

東南アジアでは犬が多いのですが、犬だけではなく猫、サル、アライグマなどにも注意が必要です。中南米では狂犬病の感染源として、コウモリがいます。コウモリは吸血、非吸血（食果、食虫コウモリ）共に注意が必要で、アメリカではコウモリ、アライグマの方が犬よりもヒトへの狂犬病のリスクが高いとされます。ヨーロッパはキツネ、北欧はコウモリ、アライグマ、スカンク、アフリカは犬、ジャッカル、マングースなどに咬まれる、引っ掻かれるなどしてヒトが感染しています。

ヨーロッパ先進諸国やアメリカは、犬の狂犬病はワクチン接種によって制圧できていても、野生動物の狂犬病は依然として発生が続いているのです。ヒトが野生動物から感染したり、ワクチン未接種のペットへ狂犬病が伝播されたりする危険性があるのです。稀には野生の齧歯《げっし》類やウサギ、家畜なども狂犬病に感染している野生動物に咬まれるなどして感染し、被害が出ています。とにかく海外渡航する場合には、この恐ろしい疾患を思い出して、感染・発症予防を厳格にしてください。

日本はこの狂犬病を、戦後、国を挙げての野犬の捕獲、飼い犬の登録、犬へのワクチン接種によって国から根絶したのです。そのため、現在はヒトにも感染する狂犬病の脅威が忘れられ、まるで犬だけの病気のように思われていますが、とにかく、海外では動物に手を出さないようにしてください。狂犬病は発症したらほぼ助からない感染症なのです。

狂犬病ワクチンの開発者・パスツールの悲話

この狂犬病ワクチンの開発史のお話をしましょう。フランスのルイ・パスツールは狂犬病ワクチンの開発、ニワトリコレラで世界発の生ワクチンをつくるなど数多くの業績をあげ、ロベルト・コッホと共に細菌学の父とされます。彼は愛国心も強く、国や地域の人々のためになることを願って、酒造（酸敗を防ぐ低温殺菌法の開発）や養蚕《ようさん》（蚕の寄生虫の駆除）などを含む多分野に貢献した人生を送っています。

ルイ・パスツールは1822年生まれ、遺伝の研究で知られるメンデルも同年、昆虫学のファーブルは翌年の1823年に生まれています。パスツールはフランスのパリから400キロ南東にあるドールという山間《やまあい》の町で育ち、父は勤勉な皮なめし職人でした。ルイ少年は絵を描くのが得意で、彼の描いた似顔絵は人探しに役立ったそうです。当時のヨーロッパでは狂犬病が多く発生し、彼も幼い頃に狂犬病で亡くなった農夫を目の当たりにしたそうです。彼はさまざまな分野で偉業を成し遂げていますが、46歳のとき脳内出血を起こし左半身に麻痺が残る中、老年にさしかかったときに挑んだテーマが、この狂犬病のワクチン開発でした。

「狂犬病は中枢神経をおかす病気だ。ならば感染した動物の神経組織を材料にワクチンができるのでは?」とパスツールは考えました。そこで狂犬病に罹ったウサギの脊髄液を乾燥させると毒性が弱まるという現象を見つけ、そこからワクチンをつくり上げました。実験には、狂犬病の犬の唾液を採取して他の動物に感染させるなどの危険な作業もあります。半身麻痺の残る彼が動物実験を重ねて研究を続けたのは、狂犬病をどうにかしたいという執念であったでしょう。しかし、このワクチンで犬を狂犬病から予防できることはわかりましたが、ヒトでどうかはわかりません。ヒトでの実験など、致死率がほぼ100%の狂犬病ではできるはずもなかったのです。

1885年、狂犬病の犬に咬まれた9歳の男の子が、我が子を助けたい一心の母親によってパスツールのもとへ連れてこられました。このまま放っておけば、助かる見込みはないのです。狂犬病に感染してから発症するまでの間にワクチンを打てば、免疫ができて発病しないようにできるであろうという予測はありましたが、ヒトでのデータはありません。躊躇うパスツールに母親は、子供を助けてほしいと懇願します。パスツールは医師と相談をして、この子にワクチンを接種します。こうしてワクチンを接種された少年は、狂犬病を発症することなく、一命を取り留めたのです。その後も同じように狂犬病ウイルスに曝露された子供がやってきて命が救われ、狂犬病ワクチンは数年でヨーロッパに広まっていきます。そして、人々は狂犬病から救われる有効な方法を手にしたことになります。

こうして、パスツールのワクチンによって救われた一人目の子供であるジョセフ少年は、大人になってパリのパスツール研究所の門衛になりました。先生に恩返しをしたいという思いがあったのかもしれません。やがて、戦争の時代に突入していきます。1940年、第二次世界大戦でドイツ軍はパリを占領。パスツール研究所にもドイツ兵が押し寄せました。パスツールは研究所の地下室に静かに埋葬されていました。ナチス軍はパスツールの墓所を開けるように命じましたが、門衛であったジョセフはそれを拒絶して命を絶ったと伝えられます。助けられた命をかけて墓を守ろうとしたのです。悲しいお話です。

パスツールは「偶然は準備のできていない人を助けない」という名言を残しています。

偶然からのひらめき（セレンディピティ）を感じて、そこから必然の法則を見出したのは、パスツールのひたむきな努力と成し遂げたいという強い意志だったと思います。その原動力は目標に向かう情熱だったように思われます。「情熱」もまたパスツールの偉大な「才能」であったのでしょう。

経気道感染することも

最後に狂犬病のあまり知られていない感染ルートについてお話しします。経気道感染です。アメリカで洞窟に棲む食虫コウモリの群れに狂犬病ウイルスが蔓延《まんえん》し、その洞窟に入った人間が狂犬病を発症したのです。彼らは動物（このコウモリにも）に咬まれるなどした経験はありませんでした。洞窟内にはコウモリの尿、唾液、鼻水に大量のウイルスが排泄されていました。これらのウイルスを含んだ体液や排泄物がコウモリの出す超音波で霧状となって漂い、洞窟に入った人間がそれを吸い込んで感染した疑いがあります。

洞窟内で動物の感染実験が行なわれ、狂犬病ウイルスに経気道感染のルートが実証されました。また、洞窟内の空気からも狂犬病ウイルスが検出されました。ある種のコウモリは狂犬病ウイルスの自然宿主ですから、コウモリの群れが棲むエリアには近づかないことも大切です。特に空気の流れのない洞窟は密閉空間に近く、高いウイルス濃度での空間環境となりやすいです。むやみに洞窟に立ち入らないことです。また、このような洞窟に出入りしたり、巣をつくるような哺乳類も狂犬病に感染している危険性があります。

日本で現在、狂犬病は発生していませんが、折からのペットブームでさまざまな動物が海外から入ってきています。正規のルートであればきちんと動物検疫を経て輸入されるのですが、怖いのは密輸です。コロナ禍では人間の検疫に注目が集まりましたが、このような動物の検疫もまた、私たちを動物から来る感染症・人獣共通感染症から守ってくれる重要な仕事を担ってくれているのです。

第3章

身近な感染症にも要注意

ケジラミは眉毛にも感染

私のゼミには幼稚園教諭や保育士になる学生さんも多いので、卒業生のいる保育園や幼稚園の保護者会で「子供に流行りやすい感染症とその予防」などのテーマでお話をすることがあります。ある保育園の講演に呼ばれたとき、その園長先生が「うちの園ではケジラミが蔓延して困っています」と保護者の前で力説していましたので、「ケジラミは主に陰毛につくシラミで性感染症です。現在、保育園で流行っているのはアタマジラミで、別の種類のシラミですから、アタマジラミに訂正を」と、そっと耳打ちしたことがあります。

頭部に寄生するアタマジラミは子供に多くみられます。そして衣類につくのがコロモジラミで、陰毛につくのがケジラミです。日本性感染症学会の『性感染症 診断・治療ガイドライン』で定めている性感染症の中に「ケジラミ症」があります。

吸血昆虫であるケジラミは性器周辺に棲みついて、血液を栄養として1日数回の吸血をしながら、1ミリ前後の丸っこい成虫になります。成虫は薄茶色をおびた白色で、ハサミを持った蟹《かに》のような姿をしています。拡大鏡で見ながら先の細いピンセットでつまむと脚をさかんに動かしているのがわかり、ゾッとします。

ほとんどは陰毛の直接接触による感染ですから性感染症となっているのですが、宿主（ヒト）から離れても1～2日は生きて、1日10センチくらいは移動できるために毛布などの寝具やタオル等を介した感染もあり、家族内でうつることもあります。ケジラミの成虫は毛の根元近くに卵を産み、それが1週間程度で孵化《ふか》、幼虫は約1カ月で成虫になって産卵します。多くはひと月くらいして陰毛が痒いという症状で気付きます。腋毛や胸毛、すね毛、果てはまつ毛や眉毛にも感染しますので要注意です（幼児や女性は頭髪にもケジラミが感染することもあるそうです）。症状の痒みには個人差がありますが、掻いた傷から細菌の二次感染を起こしたり、湿疹やかぶれとなったりすることもあります。

ケジラミが疑われると、まずは陰毛部の根元を探します。吸血していないと肌色で見つけにくく、白い卵も探します。治療はピレスロイド系殺虫剤のフェノトリンパウダーとシャンプーを使います。これらの薬剤は成虫には効果がありますが、卵には効果が弱いので駆除の作業を繰り返す必要があり、医師の診察も必要になります。

性行為または性行為類似行為での感染が主ですから、パートナーも一緒に駆除することが必要で、家族にも感染した場合には家族が一斉に治療しないと、再感染する可能性があります。治療中には患者に白い下着をつけてもらい、ケジラミの赤黒い血糞が付くかどうかを観察することもあります。

治療のひとつに剃毛もありますが、毛深い男性は薬剤での治療を徹底する方が効果的でしょう。私の周囲でも全身脱毛をする男性が多いのですが、彼らは〝きれいな男子〟を目指しているだけで、ケジラミ症とは関係ないそうです。週刊誌の連載でこのケジラミについて書いた号が出た週、ある先生が恐る恐る私の研究室にやって来られました。持っていらしたのは白いブリーフで、「これがその血糞でしょうか？」というご質問でしたが、即、皮膚科専門医をご紹介しました。早期診断、適切な薬剤治療がベストです。

家庭内でもうつるアタマジラミ

次に、子供に多くみられる「アタマジラミ」についても解説しましょう。

アタマジラミは頭部に寄生し、痒みを伴う皮膚炎を起こします。小学校、幼稚園、保育所などで発生し、近年、増加傾向にあります。そもそもアタマジラミは衛生状態不良などの指標にはあたらず、先進国でもその寄生率は高く、世界的には蔓延状態にあります。

子供が感染すると家庭内で家族にうつすことが多く、いきなり成人の我が身に降りかかってくることもあります。以前、ラジオ番組でMCの方が私に会って開口一番に「感染症って怖いですね。うちにはアタマジラミが来ましたよ。子供から僕にもうつりましたよ」と訴えておられました。子育て中の苦労談でも〝アタマジラミは大変だった〟と語るお母さんも多いです。お子さんの頭髪を注意して見る習慣をつけることが早期発見、対応につながりますが、実際にはアタマジラミが増えて、子供が頻回に頭を触っているので気が付くことが多いようです。そして、お子さんだけでなく家族一斉にシラミの駆除をしないと再燃することも多いです。頭髪のシラミ駆除だけでなく、寝具の洗濯、乾燥などを繰り返す労力も負担になり、精神的負荷も重なるのがアタマジラミです。

アタマジラミの成虫の体長は雌が2～3ミリ、雄が2ミリで、肉眼で見える大きさです。灰白色で、吸血した血液が消化管にあるときは黒っぽく見えます。幼虫から成虫まで吸血し、1日あたり3～4個の卵を毛髪に産み付けます。フケのように見えますが、セメント状の物質でがっちりと固定されているので、払っただけでは落ちません。

アタマジラミの卵が孵化すると、幼虫は吸血を繰り返して約2週間で成虫になって産卵を開始します。1匹のアタマジラミが1カ月に産卵する卵は約100個。ものすごい勢いで増えるため、頭髪にたくさんの卵がくっついていることや、痒みを伴って頭を頻繁に掻いたり、頭皮を引っ掻いた傷から細菌の二次感染を起こしたりすることで見つかります。

お昼寝や頭がくっつくような遊びの中で広がり、家庭では頭部が直接接触するような触れ合いで感染します。さらには寝具やタオル、櫛《くし》などの共用も要注意です。

アタマジラミの駆除にはケジラミと同様にフェノトリンパウダーやシャンプーを使用します。ただ、やはり卵にはこの薬は効果が弱いものですから、目の細かな梳《す》き櫛で何度も毛に付いた卵を物理的に削ぎ落とすことが必要になります。薬剤入りシャンプー等で駆除し、梳き櫛で卵を除去する、この基本作業をきちんと繰り返し行なうことです。また、他の家族の頭髪もていねいに調べて、一斉に駆除することがポイントです。

布団はよく干して叩く。枕カバーやシーツはこまめに洗濯する。帽子やマフラーの貸し借りはしないことなどが予防になります。感染後の衣服、タオル、シーツは60度以上のお湯に5分以上浸けた後（冬季は湯の温度管理に注意）に洗濯し、成虫も卵も死滅させせます。

いま、海外では駆除の薬剤が効きにくくなったシラミも見つかっており、それが日本で増えないかがとても心配です。また、稀なケースですがバスや電車の背もたれを介してアタマジラミが感染した事例も出ているので、日本で広がらないことを祈っています。

国内に数万人の〝新型水虫〟

近年、〝新型水虫〟という言葉を耳にするようになりました。私は「学校で予防すべき感染症（学校感染症）」も教えているので、中学校や高校の養護教諭や特に柔道部などのボディコンタクトを伴う競技を指導する先生たちから、この新型水虫「トリコフィトン・トンズランス感染症」の相談を受けます。新型水虫は医学用語ではありません。しかし、そのような名前で呼ばれている皮膚真菌《しんきん》症の頭部白癬《はくせん》（しらくも）や体部白癬（たむし・ぜにたむし）が報告されるようになっています。患部の接触でうつることから、練習や試合などで集団感染が起きることもあります。学生さんや選手、関係者が感染すると、家族や近しい交流のある人にこの新型水虫を広げることになりますから、決して他人事《ひとごと》ではありませんね。

原因のトリコフィトン・トンズランス菌は白癬菌の一種で、おそらくレスリングや柔道などの国際試合で海外から入ってきたと考えられています。2000年頃から国際交流のある格闘技選手らの中で目立ち始めました。今は一般の人にも広がって、国内に数万人以上の感染者がいるとみられています。

従来の水虫とは異なり、頭部や首筋など上半身を中心に発症します。トンズランスの語源はキリスト教の修道士が頭頂部を丸く剃る〝トンスラ〟で、この新型白癬菌の感染がひどくなると頭頂部が禿げることがあることからつけられました。

そもそも白癬菌は、ヒトの皮膚の角質層・毛・爪などの蛋白質を食べて寄生します。トリコフィトン・トンズランス菌の症状は、体部白癬と頭部白癬に大別されます。初期の頃はあまり目立たず、見つけにくい傾向がありますが、確実に進行していきます。

体部白癬では首・顔・上半身に小豆大から爪大に角質がフケのように剝がれてピンク色の発疹ができ、治ってくると赤く輪を描いたような環状の発疹になります。早期治療が大切で、皮膚科医から処方された塗薬での治療になります。

頭部白癬は、かさぶたができる程度から、頭皮が盛り上がって膿《うみ》が出て、脱毛するような症状まであります。症状がなくとも毛穴に入り、周囲の人に感染させてしまうこともあり、ブラシ培養検査というシャワーブラシで頭皮を強くブラッシングして培養し、菌の有無を調べる方法もあります。皮膚科医から処方された飲み薬での治療になります。菌が少量であれば専用の薬用シャンプーで対応できる場合もあります。この白癬菌は毛髪や皮膚に入り込むとなかなか駆除できず、根気強く治療を続けることが大切です。

皮膚の状態をチェックする習慣を

トリコフィトン・トンズランス菌は他の白癬菌より皮膚に入り込む時間が短く、傷口からはより感染が成立しやすくなります。侵入するまでの時間が短いため、練習後直ちに以下の予防対応をします。

体の接触が主たる感染の原因と考えられますので、スポーツなどの練習後や肌が接触するような行為をした際には速やかにシャワーや入浴をし、頭髪や体を石鹸で洗い流します。そのような施設がない場合には、水道で頭髪を洗って乾かします。このような対応を私が口にしたら、先生方は「そこまでやるのですか？」と驚かれましたが、帰宅して夕飯後に入浴などを待っていた場合には感染が成立しやすくなりますし、格闘技をやっている人は体表面に傷を創っていることも多く、この侵入の速い白癬菌を早く洗い流したいのです。体部はタオルを濡らしてよく拭き取ります。使用した運動着、柔道着などは、菌が付着しているものと考えて、毎日洗濯してよく乾かし、タオルも含めて共用は厳禁です。

さて、練習後の掃除です。床に掃除機をかけ、清掃機器のスチームクリーナーの熱で除菌します。白癬菌の除去にはスチームクリーナーの〝熱〟が有効なので、柔道やレスリングなどでは用意しておくことがお勧めです。従来の白癬菌も除去できますから、練習場の床や畳などに使用します。スチームクリーナーですが、前述のアタマジラミの対策でも役立ちます。感染したお子さんがソファーでよく寝転んでいたため、ソファーのアタマジラミの駆除をするのに使用したというお母さんがいました。お気に入りのソファーだったので廃棄したくないと念入りにスチームクリーナーの熱でアタマジラミを撲滅したそうです。

さて、話を戻すと、新型水虫で大切なことは、症状が出た時にはすぐに皮膚科専門医を受診することです。テーピングで隠すなどして試合に出場すると、相手チームにまで感染の拡大を促します。試合に出たい、出したい気持ちはわかるのですが、ならば部内で広げないことです。レスリング、柔道、相撲などのスポーツ競技、さらに特に体の直接接触の機会が多い場合には、皮膚の状態をチェックする習慣をつけることです。症状があれば休み、皮膚科専門医を受診することをルーチンにすることですね。

肉は〝よく焼き〟で「O157」感染阻止

さて、本項では毎日の食の注意点・食中毒予防を解説しましょう。まずは身近に感染のリスクがあって、死亡事例も出ている腸管出血性大腸菌のお話です。この感染症は自己判断で下痢止めを飲んだり、医療機関を受診するのが遅れたりすると、文字通り命とりになりかねない感染症です。肉などの食材だけでなく、過去には井戸水などでの集団感染も起こっており、〝ちょっとした不注意〟が危険な感染症です。

野外でバーベキューを楽しむ人も多いですが、私は腸管出血性大腸菌感染症が心配になります。サークルや部活、ゼミなどのレクリエーションが活発化する連休前の講義では、必ず学生さんに「肉は〝よく焼き〟にして、肉用と食べる箸を分けなさい」などと注意しています。

そもそも大腸菌は、ヒトや動物の腸内にいて、ほとんどは無害です。しかし、なかにはヒトを病気にさせる病原性大腸菌もいて、その代表格が腸管出血性大腸菌です。「O157」などが有名ですが、その他にもO111、O26など〝ベロ毒素〟という毒素を産生する大腸菌です。そして、口から入ると出血を伴う腸炎や、溶結性尿毒症《ようけつせいにょうどくしょう》症候群など重篤化し死亡することもある重大な合併症を起こすこともある怖い細菌です。牛などの家畜やヒトの便の中にときどき見つかることがありますが、家畜は病気にならないので、どの牛が菌を保有しているのかはわかりません。

ベロ毒素を産生する腸管出血性大腸菌に汚染された食品や水などからヒトの口に入ったり、感染者の糞便などが手を介して口に入る（看病や患者の下痢便の始末などの際、手洗いが不十分であったりした場合）と、通常3〜4日（1〜8日）の潜伏期間を経て、激しい腹痛を伴った水様便が出て発症します。激しい腹痛が続き、著しい血便となることがあり、血便は徐々に血液の量が増して、便の成分が少なく血液がほとんどという状態になります。発熱は軽度です。一方で症状がない人や軽い腹痛、下痢で済む人もいます。

この病気は合併症にも要注意です。患者のうち6〜7%は下痢などの症状が出てから平均7日（2週間以内）で、前述の溶血性尿毒症症候群や脳症などの重篤な病気に進行することがあります。大事なことは自分の判断で下痢止めを飲まないで、速やかに医療機関を受診することです。溶結性尿毒症症候群では致死率が約5％と報告されており、特に5歳未満の小児に発症のリスクが高いとされます。

「O157感染症」での治療は細菌感染症ですので、適切に抗菌薬を使用します。抗菌薬の使用後、症状が良くなっても、その2〜3日後に急に悪化することもあるので、注意を怠らないようにします。重大な合併症もある疾患なので、その場合には設備や機能を兼ね備えた医療機関での治療となります。

過去に何度も死亡事故が

腸管出血性大腸菌の感染力の強さは、ごく少数の菌数で感染が成立することです。2011年には、生肉のユッケで死亡事故が起きました。生肉、生レバーの摂取は避けましょう（豚と牛の生レバーは飲食店での提供が禁止されています）。また、50〜100個程度の極めて少ない菌数でも感染が成立しますから、生肉に使った箸で口にものを入れるのは厳禁なのです。さらに、漬物やイクラなどを原因食とした、広域、同時多発的な集団感染も起こっています。これは、汚染された食品が流通販売され、それを購入した人が感染した事例です。生野菜を原因とする事例もありますから、野菜もよく流水で洗いましょう。

この病原菌は感染者の便中に排泄されます。ヒトからヒトへの二次感染は糞便を介した糞口感染ですので、手洗い励行が重要です。さらに菌に汚染された井戸水やプールの水での感染事例もあります。下痢が止まった後にも4~5日程度は菌が排泄されて感染源となります。プールの水は適切な塩素消毒で管理し、感染防止をすることが肝要です。

この菌には水の中で長期間生存する性質があるため、1990年には埼玉県の幼稚園で井戸水が原因でO157の集団感染が起こり、園児に死亡者が出ました。同時期に多数の感染者が出たことから、共通原因として幼稚園の飲料水が疑われ、調査の結果、消毒器が付いていない無届の井戸水が使用されており、その井戸から採取された水からO157の菌が検出されました。

この幼稚園のし尿処理は2つの浄化槽で行なわれ、園全体の汚水は汚水タンクに集められて、園外に排出されていました。しかし、この汚水タンクに破損があり、毎分8リットルが漏水していたのです。汚水は地下に染み出し、その汚水タンクから約5メートルの距離に給水源の井戸がありました。井戸に汚水が漏入し、その井戸水を汲み上げて飲んだ園児らに集団感染を起こしたのです。この園には県営の水道も設置されていたのですが、大部分はこの消毒器の付いていない井戸水を使用していました。井戸水の使用においては適切な管理が必要ということを明記しておきます。

さて、腸管出血性大腸菌は熱に弱いので、肉などの食材はよく加熱します。特に注意すべきはひき肉です。ハンバーグ、メンチカツなどのひき肉料理は中心部まで火が通り、肉汁が透き通るまで加熱します。私が作ると〝煮込み〟ハンバーグになります。また、成型肉やタレに漬け込んだステーキ肉なども中心部までよく加熱します。焼き肉は肉用と食べる箸をきちんと分け、水道水や飲んでも大丈夫という水以外は飲まないようにしましょう。

繰り返しますが、腸管出血性大腸菌は下痢が止まった後も4～5日程度は便に排泄されて、それが感染源となる〝しつこい菌〟です。少ない菌でも感染するのを思い出して、手洗いを励行してください。一般的に下痢のときは、お風呂は最後に入り、シャワーで済ませるといいでしょう。動物と触れ合った後にも、よく手を洗うようにしましょう。

気温の高い時季に発生が増えますが、冬季にもみられます。高齢者や乳幼児は罹りやすく重症化しやすいですが、大学生世代でも死亡事故の報告があります。予防できる感染症はとにかく予防する、特に要注意の合併症のある感染症は徹底するのが大事です。ということで、私はまた「お肉、特にハンバーグはね、肉汁がジュワーと出てきたら、濁っている肉汁が透き通るまでよく焼くんですよ！」と講義で念押しをするのです。

「カンピロバクター」は手抜き料理で対策を

2016年、食のイベントでの生のささみをネタにした寿司の提供で、「カンピロバクター」の集団食中毒が発生した事例がありました。「新鮮だからこそできる鶏ささみ寿司」とアピールし、「生の鶏肉を食べて大丈夫なのかな？」と思った客も「プロが売っているのだから平気なのだろう」と考えたのでしょう、500人を超える患者が発生したそうです。このニュースは、私にとっては衝撃的でした。鶏肉は中心部がピンクから白くなるまでよく加熱するのは常識だと思っていたからです。

これは特別な事例だとは思いますが、そもそもカンピロバクターを原因とする食中毒は多く、飲食店での感染事例の他、学校の調理実習でも起こっています。感染者の多くは0～4歳の小児と10～20代の年齢層です。特に重症化しやすいのは、小児や高齢者や他の病気などで免疫が低下しているような人です。

カンピロバクターは、螺旋《らせん》状の桿菌《かんきん》（細菌）でコルクスクリュー様の運動をします。顕微鏡で見ると、これもゾッとします。鶏、牛、豚、羊などの動物の消化管に常在菌として生息し、糞便からも検出されることがあります。特に鶏肉は十分に加熱されていない肉や、調理した人の手や調理器具などから、菌が口に入ったりして感染することがあります。これは大量の鶏を処理する食肉加工の作業の中で、消化管内の菌が精肉に付着することがあるからだと考えられています。

鶏肉を扱うときには他の食品にこの菌が付着しないように洗浄と消毒、手洗いを徹底します。卵が原因でのカンピロバクターの感染の報告はありません。一方、牛や豚の消化管にもカンピロバクターはいますので、これらの肉もよく加熱して食べます。数百個の菌数で感染が成立するので、カンピロバクターが付着した食品を少量でも食べたら感染します。

潜伏期は通常2〜5日で、下痢（水溶性、血便、粘血便）、腹痛、嘔吐、頭痛などの症状が出ます。下痢は1日に数回ですが、重症の例では大量の水様性の下痢によって、急速に脱水症状に至る場合があります。ほとんどは予後良好ですが、下痢、嘔吐、腹痛、血便などがひどいときは、自己判断で下痢止めなどを飲まずに医療機関を速やかに受診してください。重症例には対症療法とマクロライド系の抗菌薬などによる治療が行なわれます。下痢止め薬は排菌を遅延させる可能性があるので使用しません。

また、感染から1〜3週間後にギラン・バレー症候群（複数の末梢神経に障害が起こる病気）を発症した例も報告されています。症状がおさまっても、便中に2〜3週間は菌が排泄されますので、日常的にトイレの後の手洗い励行が大切ですね。

鶏肉はもちろん、基本的に肉類はよく加熱することです。まな板、包丁などの調理器具は肉類専用、野菜類専用に分けるか、使用後はすぐに洗って、熱湯で消毒をします。生肉を触ったら、他のものを触る前に手は液体せっけんで2度洗いをしましょう。冷蔵庫で保存するときにはビニール袋を二重にするなど、液漏れにも注意します。私はスーパーで肉類などを買ったときには肉類のパックをビニール袋に入れ、エコバッグの底の方に入れて持ち帰ります。最上部に入れて液漏れすると他の食品を全体的に汚染しやすいので、それを防止するためです。冷蔵庫で保管する場合も液漏れには注意します。

今回、本書で取り上げているカンピロバクターや、腸管出血性大腸菌などは、他の食中毒菌の多くが万単位の菌数が必要であるのに対して、少ない個数でも感染が成立するという共通の性質があります。これが感染力の強さの源であり、厄介な点なのです。いかに対処するかですが、私は料理の段取りと手抜きで対抗しています。まずは調理の順番です。サラダ等非加熱の料理を先にし、ラップをして冷蔵庫に保管。その後に、鶏肉やひき肉などの肉料理に取り掛かります。手や調理器具を介した感染を防止するためです。鶏肉の唐揚げは、ビニール袋の中に肉を入れ、その中で粉をまぶしてビニールの中で揉んで、長い菜箸で袋からつまみ上げて揚げます。唐揚げ用の肉はカット済を購入して、なるべく自分では切らないようにしています。鶏むね肉などを塊で買い（塊の方が安い！）、シチューや煮物などにした場合は煮込んだ鍋の中で菜箸で肉を食べやすい大きさに割いていきます。熱が通ると繊維にそって簡単にちょうどよい大きさにすることができます。

牛肉や合いびき肉のひき肉でハンバーグを作るときには、使い捨てのビニール手袋でこねます。そして、丸めて成型したハンバーグはフライパンの蓋をひっくり返して内側に並べておき、焼くときにはその蓋をして滅菌しています。家族に高齢者がいるので、これくらい注意しています。感染症学的には合理的な〝手抜き〟料理ですが、美味《おい》しいと言われますから良いでしょう（笑）。

日本で最も多く食中毒を発生させる「サルモネラ菌」

さて、爬虫類《はちゅうるい》などが原因菌をもっている食中毒もあります。それが「サルモネラ菌」で、この菌は胃腸炎や食中毒を起こします。

サルモネラ菌はヒトや鶏、豚、牛、爬虫類、両生類、鳥類などが消化管に保有している腸内細菌で、自然界では河川や下水にも生息しています。サルモネラ菌は楕円《だえん》を細長くしたような形（桿菌）で周毛・多数の鞭毛《べんもう》を動かして運動します（一部にはそれがない非運動性の菌もいます）。サルモネラ菌は実に2300種類以上もの血清型に分類されますが、そのうちの一部のサルモネラ菌が急性の胃腸炎を起こします。

本項では、サルモネラ菌の一種であるチフス菌やパラチフス菌を除いて、胃腸炎、食中毒を起こすサルモネラ菌の感染についてご説明しましょう。蛇足ですが、サルモネラ菌は1885年に発見されていますが、この名前は豚コレラ菌を発見した研究者であるサルモンの業績を称えてつけられました。食中毒の原因としてのサルモネラ菌は、病牛の生肉を食べて発症した人から1888年にドイツの研究者のゲルトネルによって初めて分離されました。そういえば、ドイツ留学中に同僚が話す〝ゲルトネル菌〟のことをよく聞いてみたら、サルモネラ菌だったという経験がありました。ゲルトネル菌と呼ばれることもあるのですね。

サルモネラ菌の食中毒は病院、福祉施設、学校でも発生があり、成人では胃腸炎症状に留まりますが、高齢者や小児、免疫が落ちている人では重症化する傾向があります。カンピロバクターと並び日本で常に最多かそれに並ぶ発生数で、冬よりも夏季に多くなります。

潜伏期間は通常12〜36（6〜72）時間で、3〜4日のこともあります。発熱、嘔吐から始まり、腹痛、下痢、血便を起こします。この下痢は3〜4日、もしくはそれ以上長く続くこともあって、日に何度も起こります。38度以上の発熱に1日に十数回もの水溶性の下痢、血便、粘血便などの場合には、サルモネラ菌の感染が疑われます。入院が必要となる場合もあり、子供では意識障害や痙攣、血液中に菌が入る菌血症を起こしたり、高齢者では脱水症状や菌血症で重症化しやすいです。急性期の下痢などの症状が回復しても、慢性の関節炎となる人が2％くらいいます。

治療は脱水症状と腹痛などの症状に対する対症療法となります。抗菌薬を投与しても回復期間が短縮されず、便中へのサルモネラ菌の排泄期間が長引くこともあるので、重症化しやすい人など以外は通常では使われません。ただし、敗血症（菌血症も）となって、抗生物質で治療しないと生命に危険が及ぶような症例には投与されます。そもそも、家畜の病気を防ぐために家畜に抗生物質を与えていた経緯があり、動物の腸内でこれらの薬の効かない耐性菌が増えています。このような動物のサルモネラ菌で発症した人の治療には抗生物質の耐性菌に注意を払わねばなりません。現在の日本では、ニューキノロン薬の投与が抗菌薬を必要とする場合には使用されています。下痢止め薬については、体内からの排菌を遅延させる可能性があるため使用しません。

ペットのカメからも感染の可能性

サルモネラ菌の感染経路は鶏肉や鶏卵を食べたことによる経口感染もあります。

過去にはサルモネラ菌に感染した鶏の糞によって、卵の殻の表面が汚染されていることがヒトへの感染の原因と考えられていました。しかし、現在では卵の洗浄などが徹底されており、今日の卵での感染は清潔できれいな見た目の卵で起こっています。それは鶏がサルモネラ菌に感染しても症状はないのですが、卵巣で殻が形成される前の卵にサルモネラ菌が入って汚染されているからです。そのような鶏は少数なのですが（1000～2000個に1個程度とされます）、卵は新鮮なものを購入し、冷蔵庫で低温保存して菌の増殖を防ぎ、表示されている期間内に、割卵したら直ちに調理して食べましょう。温かい部屋に放置しておくと菌が増殖してしまいます。また、卵の割り置きは厳禁です。卵は加熱調理して食べる方が安全です。サルモネラ菌がヒトを発症させるために必要な菌数は約100万から1000万とされますが、小さなお子さんや高齢者、免疫が低下しているようなハイリスクの人ではもっと少ない菌数で感染が成立します。また、菌の種類によっては少数の菌数でも感染成立することから、このような予防を取ることが大切です。

卵だけでなく、人や牛、鳥などのさまざまな動物の腸管に存在することから、それらの糞便にはサルモネラ菌が存在していることがあり、それらで汚染されたものにはこの菌が付着しています。そのようなものを経口で摂取すれば感染します。ですからネズミ、ハエ、ゴキブリの駆除をすることも大事です。また、これもあらゆる食中毒対策の基本ですが、肉などの動物由来の食品は中心温度が75度以上で1分間以上を目安に火を通しましょう。

サルモネラ菌は乾燥にも強い菌で、土壌の中で数年間も安定して生息しますから、野菜は流水でよく洗ってください。O157などの腸管出血性大腸菌の場合もそうですが、生で食べる野菜はよく洗浄することです。私は以前、食品加工会社のマニュアル指導を行なった経験があるのですが、「野菜を洗う」という項目を〝流水で徹底的に洗浄する〟としました。

また、カメやヘビ、トカゲなどの爬虫類、カエルやイモリ、サンショウウオなどの両生類もサルモネラ菌をもっています。世話をした場合にはすぐによく手洗いをしてください。アメリカでは、小さなカメから感染したと思われるサルモネラ菌の感染症で死亡事例の報告があります。ミドリガメのほとんどはサルモネラ菌をもっています。

ふと思い出したのですが、感染研に勤めていた頃、アメリカの研究者が来日して夏祭りの縁日にアテンドしたことがあります。小さなミドリガメが売られていて、子供たちが嬉しそうにそれを取り巻いていました。これにアメリカ人研究者が「サルモネラ菌がいるじゃないか！　子供がカメを触っている！　予防ができていない！」と怒り出しました。「アメリカでは小さなカメが原因とされるサルモネラ菌感染症が多発しているから、甲羅《こうら》が4インチ（10・2センチ）未満のカメの販売は禁止されている！　止めるべきだ！」と言うのです。日本では爬虫類、両生類でのサルモネラ菌感染のリスクはあまり認知されていません。

さらに、縁日ではひよこも売られていて、子供たちが可愛いと触れていましたが、それにも彼は「鳥類、家禽《かきん》のサルモネラ菌感染も症状が出ないから見た目ではわからないじゃないか！　日本人はサルモネラ菌感染への意識が低すぎる！」と怒っていました。まったく、おっしゃる通りでございますとしか返せませんでした。ペット、動物などを触れた後やトイレの後はよく手を洗う習慣をつけましょう。

一方、サルモネラ菌に感染した人は、症状が治まった後でも長期間にわたって、菌が便中に出ていることがあります。トイレの後の手洗い励行はここでも大事ですね。

手洗いの徹底を訴えたゼンメルワイスの功績

これまで何度も手洗い励行と書きましたが、この手洗いの歴史は近代の19世紀になってからの新しい考え方です。これからご紹介するゼンメルワイスの提言以前は、医療現場でも手洗いの習慣がなく、医師の手が病原体を運び、多くの人々が感染をしていたのです。今回はそんな「手指《しゅし》消毒」の歴史について触れて参りましょう。手洗いの徹底を最初に訴え、さらにそのために不遇の人生を送った産科医の話をいたします。

「産褥熱《さんじょくねつ》」は、分娩のときにできる産道の傷から細菌が侵入して起こる病気で、産後の母親が急に高熱を出し、腹膜炎《ふくまくえん》や髄膜炎、全身の皮膚炎《ひふえん》などを併発して重篤化する病気です。現代の先進国の平時では起こり得ませんが、昔は妊婦の産褥熱の死亡率は平均13％、最悪の場合には3割にも上っていたといいます。

ゼンメルワイスは1818年生まれ。ウィーン大学で医学を学び、ウィーン総合病院の第一産科学教室の助手になります。彼が産婦人科医として働き出したときも、この産褥熱が病棟で猛威を振るっていました。ウィーン総合病院の年間分娩数は約3500、妊婦は来院した曜日によって、第一病棟（医師が担当）と第二病棟（助産師が担当）とに振り分けられて分娩していました。

常日頃から、産褥熱について勉強していたゼンメルワイスは、ある日、病院の産褥熱の死亡統計を見ていて不思議なことに気付きます。この病気は医師が担当する第一病棟で圧倒的に多く年間６００人から８００人もの妊婦が死亡し、その死亡率は13％から時に50％に上るのに対し、助産師の担当する第二病棟は年間約60人に留まっているのです。

隣り合わせに建ち、設備も構造上もほとんど差が認められない両病棟で、どうしてこれほどまでに犠牲者数に差が生じるのか……。ゼンメルワイスが、さらに詳しく産褥熱の疫学のデータを検証していくと、産褥熱は自宅分娩では発生が少なく、病院での分娩で主として起こっていることがわかりました。また、病棟での産褥熱の発生データを詳細に見ていくと、診察を受けたベッドの列ごとに患者の発生に差があることにも気付いたのです。

そして、過去の発生データをさかのぼって目を向けると、第一病棟は医師と医学生が分娩を取り扱い、第二病棟は助産師が受け持っていましたが、１８２２年を境にして、それ以降、特に第一病棟での産褥熱の発生数が急増していました。１８２２年、ちょうどこの年から各診療科での死亡患者の病理解剖を医学生が行なう教育システムが導入されたのです。当時はまだ、細菌やウイルスなどの微生物が発見されておらず、それらが病気を引き起こすという感染症の認識もありませんでした。病原微生物の概念がないままに、第一病棟の医師や医学生は診察と診療のほかに、死亡患者の病理解剖も行なっていました。

ゼンメルワイスは医学生の病理解剖と産褥熱の発生の因果関係をはっきりとさせられないままに、同僚の法医学教授ヤコブ・コレチュカ（１８０４〜１８４７年）の死を経験します。コレチュカは産褥熱で死亡した患者の病理解剖をしていた学生のメスでその手に傷を負い、その直後に高熱を出して亡くなったのでした。その同僚コレチュカの解剖所見を見たゼンメルワイスは、強烈な衝撃を受けます。その記載はリンパ節、肋膜、腹膜、髄膜などの化膿と炎症とあり、それはまさに産褥熱の産婦の所見とまったく同じだったのです。

この経験からゼンメルワイスは、医者や医学生が死体の解剖後に「化膿性の物質（死体毒素）」がついたままの手で妊婦の分娩を行なうことで産褥熱を伝播させると考えました。当時の解剖はすべて素手で行なわれ、医師や医学生らは解剖後も手を洗わずに出産に立ち会っていたことから、死体毒素が出産時の傷から妊婦の体内に入ることで産褥熱になるのだとしたのです。

ゼンメルワイスは洗面器に入れた消毒効果のある塩素水での手洗いを医師や医学生に義務付けます。塩素水を入れた洗面器を病棟の前に置き、立って監視しながら、医師に手洗いを徹底させました。この効果は絶大で、第一病棟での産褥熱の発生率は激減、助産師らが受け持つ第二病棟との産褥熱の発生率の差はなくなったのです。病原微生物の概念はなかったのですが、死体臭を消し去り、化膿性の物質の死体毒素を取り除く目的の手洗いは、病原菌を洗い流したのです。

しかし、この発見はその効果から、学内で一定の支持者を集めたものの、当時のウィーン総合病院の産科主任教授はゼンメルワイスを助手の期限が切れたのを機に病院から追い出します。さらにゼンメルワイスがハンガリー人であったためにドイツ語をあまり得意とせず、これらの仕事を論文として発表しなかったことが、より彼と彼の偉業を埋没させることになります。彼は一人ウィーンを去り、故郷のブダペストに戻って行きました。

死後埋もれていた功績の再評価

その後、ゼンメルワイスはペスト大学に教授職を得、この頃から『産褥熱の原因、概念および予防』という著書を出して、手指や医療器具の洗浄を積極的に啓発していきます。しかし、当時の医師の多くは、この事実を受け入れませんでした。なぜなら、これまで夥《おびただ》しい産婦が死亡してきた産褥熱の原因が、自分たち「医師の手」であったことを認めることができなかったからです。医師にとって、それは残酷な結論でした。

ゼンメルワイスは彼の論を受け入れない医師や研究者らを敵視するようになり、医学の世界で孤立していきます。教授職を失い、医師の職も奪われ、彼と彼の仕事は再び埋もれてしまったのでした。やがて失意のままに精神を病んだゼンメルワイスは、47歳で亡くなっています。その死因が細菌等の感染による全身症状を伴う「敗血症」であったことに、私は胸をつかれる思いがします。正義感の強い彼の晩年は、非常に過酷なものでした。

ブダペストの王宮の丘を下りたドナウ川の畔《ほとり》に彼の生家があり、今は「ゼンメルワイス医学歴史博物館」となっています。生家の前には彼の大理石像があります。起立するゼンメルワイスの足元で、子供を抱いた若い母親が寄り添うようにしながら、感謝の眼差しで彼を見上げている──そんな3人の石像です。彼は失意のままに人生を終えていますが、ゼンメルワイスという医師によって助けられた命が、ウィーンにもこのブダペストにも多くいたことをこの像の母親の一途《いちず》な瞳が語っているように思えるのです。

この後、消毒や無菌法の祖と称えられるジョセフ・リスター（1827〜1912年）は、手術による化膿を微生物によるものとして石炭酸《せきたんさん》（フェノール）での消毒を試みました。石炭酸はそもそも街のゴミや汚水の消臭剤として使われていたもので、リスターは石炭酸の消臭効果を腐敗作用をもつ微生物を殺す効果があると考えたのです。その点では、リスターの消毒法はゼンメルワイスのそれと本質的には同質のものです。

19世紀後半まで外科手術は、細菌による傷口の腐敗からの「敗血症」との闘いでした（ましてや抗生物質が広く世に出るのは20世紀半ばからです）。手術に石炭酸を用いた消毒で、敗血症を抑え、敗血症死亡者を激減させたリスターは大いに評価され、高い名声を得ました。そのリスターが、ゼンメルワイスと彼の仕事を知ったのは、リスターの消毒法がヨーロッパ各地に普及されてからだったそうです。当時もゼンメルワイスの仕事は完全に医学界では埋もれ、故郷のハンガリーでも彼の仕事を口にする医師はおらず、リスターは知る由がなかったのです。ロンドンの開業医によるゼンメルワイスの伝記の出版によって、リスターはゼンメルワイスの業績を知り、その後、「消毒法の真の創始者はイグナッツ・ゼンメルワイスである」と語るのでした。光と影のように対照的な社会評価を受けた二人ですが、共に優秀な研究者であり、心ある医師であり、まっとうな人物なのでした。

「敗血症」は身近で怖い感染症

ゼンメルワイスの死因は敗血症でした。敗血症は今もなお、身近にあって怖い病気です。2022年11月に俳優の渡辺徹さんが61歳で亡くなりましたが、彼もまた敗血症でした。若い年齢で旅立たれたことで、「敗血症って何?」と社会の注目を集めました。

本来、私たちの血液は無菌状態です。そこになんらかの感染が原因で細菌などが入ってしまうと、病原菌が血流に乗って全身に広がってしまい、重篤な感染症を引き起こすことがあります。まず、血液に病原菌が侵入した状態が「菌血症」でこれがさらに悪化し、全身に炎症が起こったり、さまざまな臓器の機能が損なわれるなどの全身症状が出た場合が

「敗血症」です。つまり敗血症は最初に皮膚、呼吸器、腹腔内、血管内や胆道、尿路などの感染があって、それらの感染症をきっかけに二次的に重篤化して起こります。原因となる病原菌もさまざまです。

症状としては38度以上の高熱や36度以下の低体温（体温が低くなる場合もあります）、心拍数が1分間に90回以上の頻脈、呼吸数が1分間に20回以上の多呼吸で血中の二酸化炭素量が少ないこと、末梢血白血球が1マイクロリットル当たり1万2000より多い、または4000未満などがあります。はじめはかぜのような発熱や震えがみられ、脈が弱くなり、次第に呼吸困難やチアノーゼ（皮膚や粘膜が青紫色になる）などが現われます。

大事なことは菌血症の段階で治療を開始し、敗血症となったら、即座に集中的な治療を開始することです。治療が遅れればショックを起こして血圧が低下し、複数の臓器に障害を起こす「多臓器不全」を引き起こすリスクがあります。多臓器不全となれば、全身状態の悪化から死に至る可能性が高くなります。

一方、敗血症のリスクの高い人として、65歳以上の高齢者、糖尿病や肝臓病の人、がんの治療中の人や多量にお酒を飲む人などが挙げられます。また、手術後の人、免疫抑制治療をされている人や人工物が体内に埋め込まれている人もハイリスクです。敗血症は聞き慣れない病気ですが、高齢化が進んだ日本社会では身近にある感染症なのです。

前出の侵襲性髄膜炎菌感染症でも血液に髄膜炎菌が侵入した菌血症から、敗血症となって重篤化するまでの時間が早く、抗菌薬での治療が間に合わない事態が起こることをお話ししました。産褥熱もまた、原因菌が傷から入って、血液に侵入し、敗血症となって重篤化するのです。菌血症となれば敗血症にならないための適切な治療がいかに迅速にできるかが重要で、またそれが敗血症の治療となります。そして、現在、薬の効かない耐性菌も広がっていることが、深刻な問題として浮上しています。

社会風刺コント集団として舞台を中心に表現活動をされていた、ザ・ニュースペーパーのリーダーの渡部又兵衛さん（享年72）も2022年の9月に敗血症で亡くなりました。ザ・ニュースペーパーの銀座博品館劇場の公演は圧巻でした。そしてドラマ『太陽にほえろ！』でかっこいい刑事役を演じた渡辺徹さん。白鷗大学のある小山市出身の渡辺さんは白鷗大学の前身の白鷗女子短大の頃に学園祭に来てくださったそうです。お二人のご冥福を心からお祈りいたします。

第4章
歴史を動かし
時代を変えた感染症

中世が終焉!?「黒死病」の大流行

感染症の流行は時に社会や歴史を変えてきました。現在の日本でも最も危険な1類感染症とされる「ペスト」は、その最たるものであったでしょう。

ペストは急性細菌感染症で、原因となるペスト菌はノミの腸管を恰好の棲み家として、自然界に生息しています。ペスト菌を増殖させるノミの種類はさまざまで、ネズミだけでなくリスや猫、犬などいろいろな動物に寄生します。そして寄生された動物もペストに感染するのです（あくまでもペスト菌をもっているノミに吸血されたなどの場合です）。

ノミの腸管内で増殖したペスト菌は、ノミが吸血した際に逆流して動物の体内に侵入します。また、ノミの糞にも菌が排出されてくるので、刺された部位を掻くと傷口からペスト菌が入って感染することもあります。特にネズミに寄生するケオピスネズミノミは、他の種類のノミよりもペスト菌を媒介しやすく、野ネズミ、クマネズミなどは人の住む家屋を走り回るので、ペスト菌をもったノミを人の生活空間に撒《ま》き散らして人とペスト菌の接点をつくり出しました。ネズミから落下したノミは、そこ居住する人間に飛び移って吸血することになります。このようにヒトのペストは、ネズミ、ノミ、ペスト菌の3者の関係にヒトが巻き込まれた形で感染するのです。そして、ペストは約300年おきに社会で大流行を起こして、夥しい大量死の惨禍《さんか》を引き起こしてきました。

史上最初の明らかなペストの流行とされるのは、540年頃に起こった「ユスティニアヌスの疫病」です。この悪疫はペルジウム（エジプト）に発し、すぐさま当時の政治・文化の中心であったビザンチウム（コンスタンティノープル）に広がり、数カ月にわたって流行しました。ビザンチウムでは死者が1日に5000～1万人に達した時期もありました。埋葬しきれなくなった死者は街を取り囲む城壁の塔の屋根をずらして、その中に投げ込まれ、詰め込めるだけ詰め込むと再び屋根を戻したほどでした。さらにペストはビザンチウムからヨーロッパに侵入。以降60年あまりもの間、ビザンチン帝国に蔓延し続けます。ちょうどこのとき、東ローマ皇帝ユスティニアヌス1世がビザンチン帝国再生に力を注いでいました。皇帝ユスティニアヌス1世の栄光に終わりを告げたのは、このユスティニアヌスの疫病の猖獗《しょうけつ》だったのです。感染症で時代を区分したとき、このユスティニアヌスの疫病から次なる黒死病の流行までの時代が中世とされます。

中世の１３４８年からヨーロッパで大流行を起こし、それから53年までの6年間猛威を振るったペストは特に「黒死病」と恐れられました。致死率の高い急性劇症型のペストの大流行は、当時のヨーロッパの人口1億人のうち約３０００万人ともされる死者を出し、この悪疫で中世が終焉し、近世の扉が開かれたとされます。

『デカメロン』に読むペスト流行

フィレンツェの住人でこの黒死病に遭遇したボッカチョ（１３１３～１３７５）は、当時35歳で、その2年後に著書『デカメロン』の執筆を開始しました。その『デカメロン』には、渦中の人々の思いや生活が如実に描写されています。

〈さて、神の子の降誕から歳月が千三百四十八年目に達した頃、イタリアのすべての都市の中ですぐれて最も美しい有名なフィレンツェの町に恐ろしい悪疫（ペスト）が流行しました。それは天体の影響に因《よ》るものか、或いは私どもの悪業のために神の正しい怒りが人間の上に罰として下されたものか、いずれにもせよ、事の起りは数年前東方諸国に始まって、無数の生霊を滅ぼした後、休止することなく、次から次へと蔓延して、禍いなことに

は、西方の国へも伝染して来たものでございました〉（『デカメロン（一）』野上素一訳、岩波文庫。以下引用文同じ）

後述しますが、黒死病の事の起こりは中央アジアのカジキスタンと言われています。異常に高い致死率を示す疫病が流行し、これがペストであったろうと考えられています。その後、ヨーロッパに至るペストロードはまさに東方諸国に始まって、多くの「生霊」を滅ぼしながら西方諸国にやってきたという記述通りです。さらに19世紀にコッホやパスツールが細菌学・病原微生物学を発展させるまで、病気は星の運航によるもの、または天罰、さらに悪い空気や臭いで引き起こされるとされていた思想も垣間見えます。

そして、〈夥しい数の死体が、どの寺にも、日日、刻刻、競争のように搬びこまれ〉、従来の習慣による埋葬が出来なくなると、〈非常に大きな壕を掘って、その中に一度に何百と新らしく到着した死体を入れ、船の貨物のように幾段にも積み重ねて、一段ごとに僅かな土をその上からかぶせましたが、仕舞には壕も一ぱいに詰まってしまいました〉という状況になったのです。このようなフィレンツェの街で〈家のなかのどこに行っても、そこに住んでいるかぎり、命を落とした者たちの幻ばかり見えるような気がしてならない〉と、悲しみと絶望にひたった淑女が7人、サンタ・マリア・ノヴェッラ教会のミサにやってきます。そして、誰が言い出すでもなくこの街を捨てて、どこか遠くに一緒に逃げようという話になり、教会に入ってきた紳士3人を誘って10人で旅立つことになるのです。10人の男女が、10日間をかけて一人1話ずつ語っていくという虚実と艶話を交えて語られる十日物語『デカメロン』は、ペスト流行の屈指の文献でもあります。

一方、ドイツにはペストとネズミの関係を暗示させるような、ネズミと人の失踪事件が語られる伝説があります。グリム童話で有名なグリム兄弟は、人々から聞き取った口述の伝承の語り話を『ドイツ伝説集』としてまとめていますが、この中に収められている「ハーメルンの笛吹き男」はペストに関連していると指摘されています。

不思議な笛の音色でネズミを誘《おび》き寄せて退治するという、奇妙な〝笛吹き男〟が、ドイツ・ハーメルンの町にやってきました。ネズミの害にほとほと苦労していた人々は、この笛吹き男にネズミの駆除を依頼します。男が笛を吹くと、夥しい数のネズミが家々から飛び出して道に出てきて、一列に行進して男の後をついていきます。男がひょいと小川を飛び越えるとネズミたちは水に飛び込んで溺死し、駆除されたのです。ところがこれに対して、町の人々が約束の報酬を拒んだため、男は怒って町を出て行き、やがて舞い戻って来ると、再び恐ろしい笛の音を奏でます。すると今度は、子供たちが家々から次々と出てきて一列に行進を始め、男の後について行って、二度とハーメルンに帰ることはなかったというのです。

モデルとなった事件は実話で、1284年にハーメルンの町で130人の子供たちが行方不明となった記録があり、それは今もハーメルンの市庁舎に残されています。町の人々にとって、笛吹き男の話は決して単なる昔話ではなく、現在でも、笛の音で子供たちが出て行ったとされる路地は「音曲とりやめ小路」とされて、花嫁の行列でさえ音楽を止める決まりとなっています。ほぼ同じ時代に起こった黒死病による子供の大量死とペスト菌を運ぶネズミとの符合から、この伝説はペストと関連づけられて語られるのです。

「腺ペスト」と「肺ペスト」

ノミの吸血などによってペスト菌がヒトの皮下に侵入すると、1週間以内に高熱、激しい頭痛、めまい、随意筋麻痺を起こし、極度の虚脱と精神錯乱を生み、脇の下や足の付け根などにあるリンパ節が腫れ上がります。それはボッカチョの『デカメロン』によれば〈或る者には林檎ぐらいの大きさとなり、他の者には卵ぐらいの大きさ〉で、ペストは瘤《こぶ》の病気と言われました。やがて皮膚に黒色、青紫色、紫色、黒紫色の大きな斑点が現われ、これはペスト菌による敗血症の結果で末期症状なのですが、このような黒っぽい斑点が出て死に至ることから黒死病と呼ばれたのでした。以上の症状は、黒死病流行の初期の「腺ペスト」と呼ばれるもので、その死亡率は現在のように抗生物質による治療がなかった当時、5割とも7割とも言われました。20世紀にストレプトマイシンやテトラサイクリンなどの抗生物質の治療ができるようになっても、ペストの致死率は約1割と恐ろしい感染症であることに変わりはありません。

そして、中世の黒死病流行の悲劇は、血液に入ったペスト菌が肺で増殖し、高熱と共に血痰や喀血《かっけつ》を伴う「肺ペスト」を引き起こしたことです。肺ペストに罹患するとほとんどが3日以内に死亡しました。さらに肺ペストはノミを介さず、肺炎を起こした人の咳でヒトからヒトへ空気感染するようになり、感染力は飛躍的に上がり、流行に拍車がかかりました。特に肺ペストの流行地は寒冷地に多く、同じペスト菌でも気温が高い地域では腺ペストとなり、寒い地域では肺ペストを発症しやすい傾向にあります。黒死病も初期の頃、クリミア半島や地中海を中心とした地域で発生したときは腺ペストが主であったのに対して、本格的にヨーロッパの深部に北上したときは肺ペストが優位に立っていたのです。

医師で占星術師でもあったシモン・ド・コビノは、黒死病の状況をラテン語の詩で多く残していますが、彼は「ペストが家に入り込むと、ほとんど一人の住人もそれを逃れられない。伝染は一人の住人が誰にでも毒を盛るようなものである」と記しています。

こうして、肺ペストは流行が始まると逃れ難い伝播力で広がり、早ければ1日から2日、長くとも数日のうちに、それまで元気であった人が、まるで稲妻に打たれたように突然に死んでいきました。かろうじて生き残った病人も看護する人がほとんどいないことから、結局、飢えたり衰弱したりして死んでいきました。あたり一面に、死臭と病人の臭気が立ち込めたのです。このようなとき、人々は隣人の世話などできるはずもなく、親戚とも疎遠になり、流行が激しくなると身内の患者も見捨てて逃げていきました。『デカメロン』の淑女らのように田舎の自分の領地に逃げられる富裕層は、まだ良かったかもしれません。

しかし、多くの貧困層は猖獗を極める町に残って家に閉じこもり、結果的にその死臭で自分の死を近隣の者に知らせたのです。

宗教儀式でペストは止められない

この限界状況では宗教界であっても俗界であっても、守られるべきモラルは地に落ち、人々は自暴自棄《じぼうじき》となります。やがて、死は身近に訪れる〝ありきたりのもの〟となって、葬儀も埋葬も行なわれなくなり、死体は危険な物として家から引きずり出されて置き去りにされました。あるいは、大きな穴に無造作に投げ込まれ、また、川に流されたのです。

1348年、フランスのアビニヨンでは2カ月の間に死者は1万人を超え、市外に掘られた大穴にも死者を埋葬できなくなると、時の教皇クレメンス6世は、急遽「ペスト時のミサ」を行ない、ローヌ川の上流で川を聖別し、以後、この川に流されたものは、キリスト教徒として埋葬されたものと見なすと宣言するに至ります。

都市から逃げてきた人たちによって、農村部にもペスト菌が流入してきます。農村の人口密度は街よりは低いのですが、一方で閉鎖的な社会であったためにペスト菌が侵入すると、村が全滅することも免れないことでした。黒死病の後、多くの村々が廃村となり、古い村の名前が地図から次々と消えています。

当然ですが、いかなる宗教儀式も祈りもペストの流行も犠牲も止めることはできません。さらに、多くの聖職者が死ぬか、感染を恐れて逃げ出した教会の中で、残された人々はキリスト教に対する不信感が湧き上がってくるのを止めることはできませんでした。黒死病の惨禍の後、中世社会で大きな権威をもち、人々を支配していた教会の力が一気に凋落《ちょうらく》していきます。ペストの大流行は、結果的に宗教改革の大きな布石となったのです。

高致死率で劇症型の急性感染症ペストの猖獗は、同時期に膨大な死者をもたらすため、今もヨーロッパの人々がペストという言葉に抱くイメージは恐ろしい〝夥しい死〟であり、ペストという単語は病気の名前だけではなく〝大量死〟をも意味します。

黒死病の前兆となる歴史的背景

さて、このペスト菌とノミを効率よく人に運ぶクマネズミについて、興味深い話があります。クマネズミは、そもそもはヨーロッパにはいなかったのですが、十字軍遠征以降にアジアから侵入してきたとされます。さらにこの時期、東からはモンゴルの大軍が西進してきていました。クマネズミの移動経路はインドから北上を始め、中東を経てカスピ海に向かい、それからヨーロッパに到達しています。一説にはクマネズミを連れてきたのはモンゴル軍であったとも言われますが、十字軍やモンゴル軍の遠征など、いつの世も人の移動は疫病流行に強く結びつきます。

ユーラシア大陸の東に目を向けましょう。中国では1333年、元《げん》の最後の皇帝、順帝《じゅんてい》の時代に長雨が続き、黄河《こうが》が氾濫、大洪水に見舞われ、人も家畜も水没しました。一方で、別の地域では旱魃《かんばつ》に見舞われます。そこに空が真っ暗になり、太陽の光が届かなくなるほどのトビバッタの大群がやってきて、農作物は一網打尽にされます。このとき、食べ物のなくなったアジアから、多くのクマネズミがヨーロッパに移動したという説があります。

この天変地異の後に栄養状態や生活環境が悪化する中、疫病が起こるのです。政府の無策に「紅巾《こうきん》の乱」が起こるのですが、後に元を倒し、明《みん》の太祖《たいそ》となった洪武帝《こうぶてい》は紅巾軍の一兵士でした。旱魃に見舞われ、バッタがやってきて、飢餓の中で疫病に皆斃《たお》れ、家族で生き残ったのは17歳の彼だけだったと言われます。

一方、アジアやイタリアに地震が起こり、イタリアではその揺れで教会の鐘が鳴り出して人々に恐怖を与えました。津波も襲っています。また、14世紀初めはヨーロッパでは雨の多い冷たい夏が続きます。気候が寒冷期に移行し、天候不順のうちに小氷期がやってきていました。農作物は不作続きでした。それは飢饉に繋がり、やがて飢饉はヨーロッパ北部から20年をかけて温暖な南部にまで広がり、劣悪な食糧事情の中で人口は停滞し、餓死者が出て減少に転じます。ヨーロッパ西部は百年戦争の惨禍の中でもあり、このような極限状態の中で黒死病が広がっていったのです。

ペストロード

では、ことの起こりとされる〝飢餓のステップ地帯〟の異名を持つ中央アジアのカジキスタンで悪疫が流行り出した1338年から、黒死病はどのような経路で各地にやってきたのでしょうか。

中央アジアでまずモンゴル系の遊牧民がこの悪疫（ペスト）の犠牲となり、遊牧民である彼らはその「移動」でペスト菌を近隣地域に伝播させていきました。これに、交易商人やキリスト教の伝道師らが感染してパミール高原を南下、シルクロードを経て中国に到達します。

一方で、ヨーロッパへは、2つの道があります。ひとつはシルクロードから河川交易路を通じて運ばれる道です。まず、東方の交易都市、サマルカンドからアムダリア川を渡ってカスピ海をかすめ、タブリーズを経て黒海に面した港のトラブゾンに到達します。トラブゾンはイタリア・ジェノバの植民地でしたから、この港からペスト菌もジェノバに向けて運ばれていきました。

もうひとつは、タシケントからシルダリア川沿いにアラル海に達し、さらに西に向かって、カスピ海に面したアストラハンに到達します。そして、ドン川の交易水系に沿って黒海の港カッファに着きます。カッファもジェノバの植民地で、市壁の外側にはタタール人が居住しており、この地を奪還しようとして折を見ては攻め込んできていました。

ペストが1346年にカッファに達したとき、まずは市壁の周囲のタタール族に感染し始めます。夥しい死者が出て、とうとう戦闘どころの状態ではなくなったタタール人は、そこで恐るべき生物兵器を使います。ペストで死亡した同胞の遺体を市壁の中のジェノバ人居住区に投げ込んだのです。実にこの瞬間にヨーロッパ社会を席捲《せっけん》する黒死病蔓延の火ぶたが切って落とされたのです。

ジェノバ人はすぐに遺体を黒海に投棄しましたが、いったん侵入したペスト菌とペストノミは町中に拡散することになりました。逃げるようにジェノバ船籍のガレー船がカッファの港を出航し、黒海から地中海に広がる諸都市に向かいます。それはまさにペスト菌とペストノミ、クマネズミを乗せたペスト運搬船となり、1347年にはコンスタンティノープルを襲い、ギリシャのクレタ島、キプロス島などでも惨禍を極めます。

コンスタンティノープルからさらに逃げるように出航したジェノバ船籍の12隻のガレー船は本国を目指し、多くの船員の犠牲を出しながら、ジェノバに到達（このときはすでに3隻か4隻かになっていたが）、ジェノバでは疫病の情報が入っていたために入港を断られ、マルセイユに寄港します（おそらく疫病情報が入っていなかったため）。その結果、マルセイユでは5万8000人もの死者を出すことになったのですが、その数はマルセイユの人口の8割に及びます。この頃には、水際でペスト菌の侵入を防いだジェノバでも感染者が出始め、海運都市のベネチアでもアドリア海に臨むラグーサからペスト菌の侵入が始まりました。

看護を担う修道士も全員死亡

以降、ペスト（黒死病）はイタリアの主要都市を席捲し、地中海地域から北上してフランス、ドイツの都市に向かいます。１３４８年の暮れにはスイス・レマン湖の畔のジュネーブ（ＷＨＯ本部所在地）に達し、秋にはアルプス越えを果たして、ライン川水系に沿ってドイツに浸潤《しんじゅん》、フランスでは医学界の権威を誇るモンペリエでも例外なく猛威を振い、カルカッソンヌではその思想から献身的な看護を担うフランチェスコ会の修道士が患者看護のために感染して全員が死んでいます。フランスの黒死病はガロンヌ川沿いを進み、１３４８年６月終わりには、ついにボルドーに到着、ペストはこのボルドーでイングランドの王女を葬り去ります。

１３４８年、イングランドの国王エドワード３世（在位１３２７〜１３７７）は、イベリア半島で強力な国力を持つカスティリア王国の皇太子と愛娘ジョーンの政略結婚を企てます。ジョーン王女は当時15歳でした。同年８月、壮麗なイングランドの帆船が、王女を乗せてスペインのカスティリアに向かって出航します。その途中、フランスのボルドーに寄港、ボルドーの港を見渡す城に入って、旅の疲れを癒しました。出迎えた市長は、「港を中心にして、恐ろしい疫病が流行している。すぐにこのような危険な地から出発するように」と進言しますが、この警告を聞き流して、王女らはひととき城内に留まったのです。港ではペストが荒れ狂い、ボルドーは黒死病流行の真っただ中です。当然、王城にもペスト菌は忍び寄ります。兵士も側近も感染して斃れ、ジョーン王女も9月にあっけなく亡くなりました。これによってイングランドのエドワード3世は、スペインの外交政策に大きな挫折をこうむり、また、愛娘ジョーン王女の死について耐え難い悲しみを手紙に綴《つづ》っています。以後、エドワード3世は狂ったように、フランスとの百年戦争の最中にもかかわらず、スペインにも派兵して長い戦闘状態に入っていき、ヨーロッパに血なまぐさい戦争の嵐が続くことになります。

ジョーン王女にとって、ボルドーは曽祖父の曽祖母エレオノールが所有していたゆかりの深い土地でした。エレオノールのワインは澄み切ったという意味の〝クラレット〟と呼ばれ、当時も毎年、何千ガロンものクラレットがイングランドに運ばれていました。

夥しい死体で埋まった港は死体が堪えがたい臭気を漂わせ、当時、汚れた空気が疫病を引き起こすという説もあったことから、市長は港に火を放ちました。これ以上の疫病の蔓延を防ぎたいとの一心であったのでしょうが、天空を焦がすほどの炎は、港だけに留まらず、王城にも燃え移り、ジョーン王女の遺体は二度とイングランドに戻ることはなかったのです。現在のボルドーは遊覧船の行きかう、美しい街ですが、中世のペストの記憶を残すのは、1350年に再建されたという教会のカテドラルだけでした。

スケープゴートにされたユダヤ人の虐殺

このような疫病流行の極限状態では、異常な精神状態が引き起こす人災が、その悲劇をさらに大きくします。黒死病が東方からやってきたことは、ボッカチョが書いているように周知のことでした。キリスト教国にはない疫病が東方の異国からやってきた、これはキリスト教徒の敵、異教徒の企みに違いない。こうしてユダヤ人によって毒が撒かれたのだという噂が、根拠のある事実のように拡散していったのです。

ユダヤ人は拷問による自白を強いられて、毒を投げ込んだとされた井戸に突き落とされて処刑されました。もともと、ユダヤ人は以前から差別と迫害の対象とされていたために、一定の地域に押し込められるようにして生活していました。そのユダヤ人居住区のゲットーに暴徒化した人々が押し寄せ、ユダヤ人を取り囲んで焼き殺すという手段に出たのです。〝ユダヤ人の穴〟と呼ばれた共同墓穴に半裸にして投げ込み、老人も女性も子供も一緒に焼き殺されました。黒死病期のユダヤ人の集団殺戮《さつりく》は、フランス、スイス、ドイツなど広域に及び、夥しい人々が殺され、中世最大の惨事となっています。中には流行の始まる前に殺戮が開始された地域すらあったのです。特にドイツのライン川に沿った地域で非常に激しく、惨殺された遺体は空のワイン樽に詰め込まれてライン川に落とされ、川の浮州《うきす》に造られたユダヤ人居住区に集められた人々は結局、全てが焼き殺されたのでした。

このユダヤ人虐殺は1349年を中心に起こっています。多くのユダヤ人が当時、比較的ユダヤ人に寛容であった東ドイツやポーランドに移り住んでいきました。こうして命からがら東ドイツやポーランドに逃げたユダヤ人の子孫が、約600年後にナチス・ドイツの強制収容所やガス室に送られることになるのです。感染症と同じように人の狂気もまた、伝染・伝播し、集団の狂気となるのです。そして、このユダヤ人迫害の後、16世紀には魔女狩りの嵐がヨーロッパに吹き荒れるのでした。

鞭打ち行進と死の舞踏

ペストにおける大量死は、神が人間の強欲、虚栄、高慢に対する懲罰を下しているのであると考えた人々によって、神の許しを請うための鞭打ち苦行の行進も行なわれるようになりました。全裸半裸の男女が互いに体に鞭を打ちながら、村から村へ行進するのです。鞭にはところどころに結び目がつくられていて、そこには釘が仕込んであります。十字架をもち、聖歌を合唱しながら、倒れるまで歩き続ける集団は、時に1000人を超え、さらに吸い寄せられるように人の数は膨れ上がっていきました。

中世の末期は、死体に蹴躓《けつまず》くような時代でした。「死は突然に確実にやってくる」。ペストという感染症の大流行は人々にその意識を強く植えつけ、深い絶望感を与えました。

教会の鐘の音が突然に鳴り出す。ペストの襲来を告げる、時ならぬ鐘です。すると人々は耕作地や家から飛び出して、一斉にペスト退散の祈りの舞踏を集団発作のように繰り返しました。これは、〝死の舞踏〟として疫病退散の祭礼行事へと変貌していきます。

この時期、屍《しかばね》や骸骨が絵画や木版画に多く登場します。骸骨は全ての人間を平等に地獄に連れていくという〝平等な死〟として描かれ、さらに現世での生の脆《もろ》さと死の圧倒的な優位をも表現しています。黒死病期の大量死は、「メメント・モリ（死を憶《おぼ》えよ、死を知れ）」という思想を植えつけ、生と死が逆転した世界観を生んだのでした。

また、往生集という、より良く死ぬためのガイドブック『アルス・モリエンディ（よく死ぬための技術）』という出版物も広く普及しました。

中世のペストの流行では全世界で７０００万人が犠牲となったと推定されます。フランスでは人口が元に戻るのに2世紀を要したとされますが、これは他のヨーロッパ地域でも同様でした。黒死病期以降の10年間で、この疫病に見舞われた都市では人口が半減しています。農村でも同様の打撃を受け、深刻な労働力不足を招いていたのです。

これまで農村はごく一部の自作農とその他の多くの農奴《のうど》が働き、農奴はほとんどの収穫物を領主に納めていました。黒死病の後に深刻な労働力不足が生じたとき、領主は農業労働者として農民の役割・権利を認めざるを得なくなります。小作制が採用され、やがて農業労働が賃金として支払われるようになります。これは事実上の農奴制度の崩壊であり、荘園制度の瓦解と封建制の没落を意味します。イギリスでは労働者問題と物価統制を目的とした法律が施行されます。1349年の「労働者勅令」、1351年の「労働者規制法」です。

農業労働者の減少は産業にも影響を及ぼしました。耕作に人手のかからない葡萄《ぶどう》栽培が広がり、作業効率の良い牧畜がさらに増えることになります。葡萄栽培はワイン生産の増大に繋がり、牧畜は羊毛生産、羊毛製品の生産に繋がりました。イングランドの羊毛製品は、産業革命を経て伝統的な産業に成長していきます。黒死病の流行は、農業地図までも変えていったのです。

この黒死病の猖獗で、イギリスとフランスの百年戦争も休戦となりました。日本は島国で黒死病の惨禍を免れましたが、もしも流行していたなら南北朝時代以降の歴史も変わっていたかもしれません。

人類を苦しめ続けてきた「天然痘」

「天然痘」と言われても、今の若い人にはあまりピンと来ないかもしれません。しかし、わずか数十年前までは、ペストと同様に天然痘は人々を恐怖に突き落とした感染症でした。

現在は、人類によってただひとつだけ地球上から根絶され、その脅威から解き放たれている病気です。しかし、人類は有史以来、天然痘ウイルスと共に歩んできました。

天然痘は新型コロナウイルスやHIVのエイズウイルスのような新参者ではありません。古くはエジプトのファラオのミイラに痕跡が残っていますし、日本でも平安時代に大流行した記録があります。天然痘ウイルスに感染すると症状は必発で、それは激烈であり致死率は20～50％にもなります。

天然痘ウイルスは、口や鼻から侵入し、まず口や喉の粘膜で増え、次にリンパ節に侵入して増殖します。リンパ節で増えたウイルスは、今度は血管に入り血流に乗って、全身のさまざまな臓器に到達し、脾臓《ひぞう》、肝臓、肺などでまた増殖を繰り返すのです。

潜伏期間は平均12日程度で、高熱と天然痘に特徴的な発疹が現われます。ちょうどリンパ節から肺や脾臓、肝臓に飛び火してそこでウイルスが増殖している頃、感染者は39～41度の高熱を出し、頭痛、腹痛、嘔吐の症状を出すことになります。次に天然痘ウイルスは皮膚に向かい、特徴的な発疹を出します。発疹は皮膚全体に広がり、のちに水疱性の発疹となります。盛り上がって中心部はヘソのようにへこみ、水疱の中の液体には天然痘ウイルスが含まれています。この液体は2週間もすると膿疱となって、命が助かっても生涯残る痘痕《あばた》となります。

エジプトのラムセス五世（紀元前1156年没）のミイラの首や顔に残る膿疱《のうほう》の痕は天然痘の痕跡ですね。天然痘の流行の激しかった江戸時代には、天然痘は〝見目定めの病〟と言われましたが、それはこの痘痕が肌に残った容姿からです。また江戸時代に失明が多かったのは、天然痘流行の後遺症もあったろうと推定されます。

天然痘患者は病初期には鼻汁と咳で、発疹が出て以降は水疱の液体、また発疹のかさぶたが周囲の人々への感染源となります。ウイルスが丈夫でなかなか不活化せず、かさぶたからの伝播があることから遠隔地に運ばれることもあり、患者が使った毛布などの寝具からの感染もありました。このように感染力が強いことから、一度天然痘ウイルスがヒトの集団に入り込めば天然痘の免疫のないヒトはことごとく感染して発病したのです。流行が起こると、世界中で貧富の差も身分の差もなく王族も奴隷も、将軍も戦士も大人も乳児も等しく感染し病み、多くの者が死んでいきました。天然痘流行に直面した人々はこの災禍の恐怖に苛まれ、生死を彷徨《さまよ》ってなんとか生き残った者が子孫を残し、その子孫の多くもまた数年後の次の天然痘流行の惨禍に見舞われる、これを繰り返していたのです。ですから、天然痘ワクチンが普及する近代まで、天然痘と麻疹（こちらは〝命定め〟と言われました）に罹って治ったのでなければ、子供の数に数えないという慣習さえありました。

天然痘根絶で姿を消した女神像

このような天然痘に人々は、なすすべがなく神にすがりました。日本で有名なのは源《みなもとの》為朝《ためとも》です。為朝は12世紀、平安末期の弓の名手と言われた武将で、天然痘を退治してくれる守り神とされました。インドではヒンズー教で崇《あが》められたシトラ・マタという女神が、ブラジルにはオムルーという神様がいます。西アフリカのヨルバ族はサポナという神を信仰しました。

インドのシトラ・マタの話を聞いたことがあります。WHOの天然痘根絶のプロジェクトチームのリーダーで、世界各地で天然痘ワクチンを接種していた蟻田《ありた》功《いさお》先生は、「天然痘ワクチンが普及する前まで、シトラ・マタはインドの至るところで見ることができたが、現在（天然痘が根絶された今）はなかなかその女神像を見ることはなくなった。シトラ・

マタは天然痘の焼けつくような痛みから患者を救ってくれると信じられた女神で、以前の天然痘発生時にはシトラ・マタの祀《まつ》ってある小屋には必ず天然痘の患者がいて、その周囲の人々に集中的にワクチンを接種していた。だから、僕らはシトラ・マタを目印に患者を見つけ、天然痘流行の封じ込めを行なった。ある意味、天然痘流行の封じ込めの本当に象徴的な女神だった」と語っておられました。

その女神はロバにまたがり、宝石とほうき、壺をもっています。壺には不死の水が入っており、また、レンズ豆ももっていて、そのレンズ豆がときに天然痘を起こす何者かに変わることもあると信じられていました。ですから、この女神は人を天然痘にさせることも、治すこともできるとされ、患者の体内に生きている間も死後も宿り続けるとされました。そのため、女神を手荒に追い払ってはならないという信仰から、インドでは患者の火葬が禁じられていました。天然痘ウイルスは患者の発疹の膿疱から染み出る液体にもかさぶたにも存在し感染源となるため、火葬にするのが良策でしたが……。天然痘の死者が流される聖なる河のほとりにシトラ・マタの神殿が祀られてあったそうです。

これまで天然痘は根絶に至るまでに、何億人の人々を殺戮してきたのか。それは正確にはわかりません。ですが、少なくとも人類の10分の1を死亡させてきたであろうとする研究もあります。20世紀にはすでに天然痘ワクチン・種痘は存在していましたが、天然痘はこの世紀だけでも3億人を感染死させています。20世紀には世界大戦も含めた複数の戦争がありましたが、その戦争による死者の総数は1億人には満たないであろうと言われます。

天然痘ウイルスの起源と根絶

天然痘ウイルスは大昔に動物の中で保持されていたウイルスがヒトに感染し、適応してヒトの中で増えることのできるウイルスとなってヒトの病気となったものです。

中央アフリカの熱帯雨林に棲む齧歯類のリスなどは、モンキーポックス（サル痘《とう》・現在はエムポックスと改名）の原因ウイルスのサル痘ウイルスをもっていて、それがサルやヒトに感染して天然痘と似た病気を起こすことがわかっています。中央アフリカで他の地域に比べてサル痘の患者が多く出ていますが、そもそもサル痘ウイルスがヒトに感染することは稀でした。しかし、このサル痘が2022年から世界のいろいろな地域で患者が多く発生し、日本でも罹患報告があって問題となりました。アフリカの風土病だったはずのサル痘が複数の大陸に海を越えて広がったためです。

このサル痘ウイルスと天然痘ウイルスは同じ祖先から出てきたと考えられます。このように天然痘は中央アフリカを起源として、動物のウイルスがヒトのウイルスへ変化したと考えられています。一方で、インドが起源という説もあります。

この天然痘ウイルスに対するワクチンが〝種痘〟と呼ばれるもので、後述するジェンナーによってつくられました。この天然痘ワクチンの接種の痕が私にはあるのですが、若い学生さんたちの腕にはありません。これは天然痘が人類によって、地球上から根絶されたために予防ワクチンを接種する必要がなくなったからです。一方で、生物兵器と言えば、必ずと言っていいほどにこの天然痘ウイルスのリスクが挙げられる状況も残存しています。そのために天然痘ワクチンは安全保障として国家備蓄もされています。

これまで麻疹やポリオなど俎上に上がった感染症はありますが、地球上から根絶できたのはこの天然痘だけです。このように天然痘を根絶できたのは、感染阻止と発症阻止のできる天然痘予防ワクチンが開発されたことと、天然痘がそのウイルスに曝《さら》されれば必ず感染し発症するという、不顕性感染がない疾患であったこと、さらにヒトにしか感染しないことなどの条件が揃ったからです。天然痘はウイルスに曝されれば、誰が見ても天然痘とわかる典型的な症状を現わし、さらにヒトにしか感染しない（野生動物にまでワクチンを接種するのは不可能）ので、患者を発見したらその周囲の人々に集中的にワクチンを接種していく戦略でウイルスの封じ込めができました。

また、天然痘ワクチンは管理しやすく（1950年代にフリーズドライの天然痘ワクチンが大量生産され、不安定性の問題も解消されました）、保存に冷蔵や冷凍というコールドチェーンを必要とせず、そのために途上国の遠隔地や場合によっては紛争地域に至るまでもワクチンの輸送が可能となりました。

1958年に当時のソ連がWHOに天然痘根絶計画を提案、1960年から本格化し、1973年にはインド亜大陸と〝アフリカの角〟と呼ばれる地域に限定的に発生するに至り、1977年のソマリアの患者が最後となり、1980年WHOは天然痘の世界根絶宣言を出しています。日本人の蟻田功医師（前出）を中心とした天然痘根絶チームのさまざまな苦難と努力の末にワクチンを地球上の多くの人々に接種し、天然痘根絶にまでもっていくことができたのです。病気が存在しないのですから、ワクチンの必要はないということで、日本でも1976年にワクチンは取り止めとなっています。ですから、それ以降に生まれた若い世代の人たちには種痘の痕はないのです。

「サル痘」にも種痘ワクチンは効果あり

「サル痘」は、ヒトの天然痘ウイルスと同じオルソポックスウイルス属のサル痘ウイルスの感染によって起こる感染症です。主にアフリカ中央部や西部の熱帯林でみられる風土病でしたが、2022年5月に入ってから欧米を中心に20カ国以上に感染が広がり、想定外の国や地域で患者が多発していることから問題となりました。

サル痘の名は、1958年にポリオワクチンの製造のために世界各国から集められた霊長類施設のカニクイザルから発見されことに由来します。もともとは自然界ではリスやネズミなどの齧歯類がもっていると考えられています。ですから、その動物からヒトへの感染経路としては、リスやネズミなどの感染動物に咬まれる、または、その血液や体液、発疹の皮膚病変に触れるなどです。ヒトからヒトへの感染は、感染者との濃厚接触やリネン類を介した医療従事者の感染の報告があり、患者からの飛沫感染や体液・皮膚病変(発疹部位）による接触感染とされています。

このようにサル痘は新型コロナウイルスのような呼吸器感染症ではなく、発疹などの皮膚病変を中心とした接触感染と一部の飛沫感染で、感染力は強くはありません。ですから、パンデミックを起こすようなウイルスではないと考えられます。

約1～2週間の潜伏期間の後に発熱、頭痛、リンパ節の腫れなどが続き、顔面から体幹部に発疹が広がります。発疹は膨れて水疱となり、やがて膿疱となってかさぶたとなりますが、治癒するまでに2～4週間を要します。幼児や妊婦、免疫が低下している人は重症化することがあります。治療は対症療法となります。効果が見込まれる抗ウイルス薬は天然痘の治療薬で「特定臨床研究」として使用が例外的に認められています。

天然痘の種痘は、サル痘にも予防効果があります。天然痘が根絶に向かったことから、現在の日本では接種されていませんが、生物兵器のテロ対策として、製造され国家備蓄として備えられています。いざとなればそのワクチンが転用して使われるのでしょう。欧米各国もサル痘患者が増える中、この種痘の確保や接種体制の整備に乗り出しています。

過去には、アフリカからアメリカにペットとして輸入された小動物を通じてサル痘ウイルスがプレーリードッグに感染、プレーリードッグからヒトに感染してサル痘になったことがありました。検疫は動物や食料品の輸入などでも感染症の防波堤として大きな役割を果たしています。人獣共通感染症はペットからヒトに感染することもあるので、動物検疫の重要性を痛感しますね。感染症の立場からも動物の密輸はもっての外なのです。

天然痘がアステカ文明を滅ぼした

さて、天然痘や麻疹をはじめ多くの感染症は大昔に動物からヒトにうつって、ヒトに適応した病気でした。動物のウイルスがヒトに感染する絶好の機会はその動物を食べることで、食文化と感染症は強い関係性がみられます。

ヨーロッパの食文化が農耕と牛、豚などの家畜農産物から成り立っているのに対して、大航海時代以前の南北アメリカには家畜となる牛、馬、豚がいませんでした。そのため、大昔に動物からやってきて家畜からヒトにうつり、ヒトの病気となったと考えられる家畜由来の感染症である天然痘や麻疹には、まったくの処女地だったのです。スペイン人がインカ文明やアステカ文明をもつ帝国をあっけなく滅ぼすことができたのも、図らずも彼らが体内に宿してもち込んだ、これらのウイルスの大流行でした。

1492年、クリストファー・コロンブスら一行によって新大陸アメリカが発見され、スペインはこの新大陸に新たな土地と富を求め、植民活動に乗り出しました。以降、新大陸に繰り返しスペイン人の遠征隊が送り込まれます。前述のように、この新大陸には天然痘や麻疹といった病気は存在していませんでした。つまり新大陸の住民は天然痘や麻疹に対する免疫をもっていないということです。そのような天然痘や麻疹の免疫のない人々の集団にこれらの病原体ウイルスがもち込まれれば、大流行が起こり、さらに初感染であるために重症化しやすいと考えられます。

一方、ヨーロッパでは5世紀以降、繰り返し天然痘の流行が起こっており、遠征したスペイン人の多くは幼少期に罹って、天然痘や麻疹の獲得免疫をもっていました。天然痘や麻疹は一度罹れば、二度と発病することはありません。このような状況でスペイン人の入植が続き、天然痘ウイルスや麻疹のウイルスがスペイン人によって、この新大陸に運ばれてきたのです。

1518年、天然痘の流行はスペイン人が拠点としたイスパニョーラ島（現ハイチ島）

から始まり、すぐにキューバに広がりました。そしてカリブの島々で大流行を起こします。スペイン人は免疫をもっていましたから病気にはなりませんが、先住民のインディオたちは免疫をもっていなかったために感染・発症し、大流行して人口は激減したのです。

1518年11月、キューバからエルナン・コルテスが500人のスペイン人を率いてアステカ人の治めるメキシコを目指しました。メキシコには中米最後の大文明とされたアステカ文明があります。大神殿が聳《そび》えるテスココ湖上のテノチティトランの水上都市や水に浮かぶ庭園や運河は、神秘的な美しさを秘めていたと言います。

アステカ国王は、侵略者であるコルテスらスペイン人を都に入れてもてなし、コルテスはこの機に乗じて国王を幽閉します。しかし、兵の数においては圧倒的にアステカ人に劣るスペイン人らは、海岸線までの撤退を余儀なくされました。このとき、スペイン人が連れていた奴隷の中に天然痘に感染している者が混じっていました。そのためにスペイン人らは、この遠征で天然痘ウイルスをメキシコのあるユカタン半島にばら撒く結果になりました。天然痘はすぐに流行の烽火《のろし》を上げ、コルテスが軍を再編成してふたたびテノチティラトンに着いたときには、まさにこの都に天然痘ウイルスも到着していたのです。

コルテス軍とアステカ軍の戦いの結果、アステカ最後の王となるクアウテモクはスペイン人を追い払いますが、その夜、天然痘の感染爆発が起こります。多くのアステカの兵士もアステカ最後の国王クアウテモクも重臣らも天然痘で死亡。感染はさらに拡大して、城内も街路も犠牲者で埋まり、武力では一旦は勝利を得たアステカ王国でしたが、湖上の都と共に天然痘の前に滅び去ったのです。天然痘で大勢の死者が腐臭を放ったテノチティトランは、メキシコシティと名を変えて、新スペインの首都となりました。かつてのテノチティトランの祭壇テオカリのあった場所は、現在のメキシコシティの中心の辺りです。

インカ帝国にまで及んだ流行

１５２５年、ついに天然痘ウイルスは南米インカ帝国にも及びます。１５３１年、フランシスコ・ピサロがペルーに上陸し、１５３３年にわずかな兵力でインカ帝国を占領していますが、このときもインカ帝国は天然痘大流行の真っ最中だったのです。

スペイン人らの侵入から16世紀の中頃までに、天然痘や麻疹といった感染症の流行などの結果、アステカでは人口が２５００万から３００万人に、インカでは１０００万から

130万人に激減したのです。先住民は誰もがひとつの共通の疑問をもったのでした。「なぜ、スペイン人はこの疫病に侵されず、自分たちだけが病に苦しむのだろうか」。そして人々はここにひとつの答えを出したのです。「スペイン人の神はアステカの神よりも優れているのだ。だから、スペイン人はアステカを支配するためにやってきたのだ。このスペイン人に逆らったアステカ人が天罰（天然痘）を受けるのは当然なのだ」

病原体に対して、一度罹患すれば、その獲得免疫で発症を免れる、という免疫学が発達するのは、この時代から約3世紀を経てからです。この後、多くの先住民がスペイン人の神、キリスト教に改宗するのでした。

では、日本にはいつ頃、この天然痘がやってきて、どんな流行の爪痕を残したのでしょうか。仏教は大和時代の538年に百済《くだら》から伝来していますが、同時期に天然痘も持ち込まれたとされています。『日本書記』には552年から587年に疫病が流行したと記されており、その症状は天然痘に酷似しています。

時代が下り天平9年（737）、朝鮮半島に派遣されていた外交使節団が帰国、朝廷に挨拶をしました。しかし、この使節団が朝鮮半島の新羅《しらぎ》で遭遇していたのが天然痘の流行だったのです。使節団一行の中にも感染・犠牲者が出ており、帰国した時には、すでに随行員は約半数となっていました。そして、この使節団が帰る頃には、平城京で天然痘の大流行が始まったのです。ヒトが天然痘に感染すると症状は激烈で、大勢の民衆が犠牲となりました。

隋や唐時代に中国を経て移入されたササン朝工芸や仏教美術は、東大寺の正倉院にその影響を見ることができますが、飛鳥、天平文化はシルクロードを経てきた芸術文化、仏教文化であり、そうして花開いたのが奈良の都でした。その奈良の都を壊滅させたのも天然痘という感染症でした。

この悪疫が猛威を振るう中、聖武天皇の妃、光明皇后は、その後ろ盾であった藤原四兄弟を失います。天平5年（733）に最愛の母を失ったのに続き、光明皇后を支えてきた4本の支柱とも言える藤原四兄弟が天然痘の毒牙にかかったことは大きな悲しみと共に、皇后自身の行く末に絶望的な思いと不安をもたらしたことでしょう。

このような中、光明皇后が自らの心の拠《よ》り所としたのが、唐から道慈《どうじ》によってもたらされたとされる「金光明最勝王経《こんこうみょうさいしょうおうきょう》」という、漢訳されて間もない経典の教えでした。

「金光明最勝王経」には、「護国」の思想が入っています。それは、国を治める者が仏教を深く信仰し、この経典の教えを信心して広めれば、仏教の功徳によって国は守られ、民は救われるという思想でした。聖武天皇の施政において、文化と福祉を担っていた光明皇后は、この「金光明最勝王経」を国の教えとして、国を守り、それは民を救い、病や餓えに苦しむ民衆を癒しの世界に導くことができると考えました。

こうして、天然痘流行の惨禍を終結させ国の安泰を願って、光明皇后が勧めたとされる東大寺の奈良の大仏の建造が、聖武天皇によって開始されました。このような背景から考えれば、奈良の大仏は天然痘流行のモニュメントでもあります。ヨーロッパには、ペスト流行の後に建てられたペスト塔が各地に残っていますが、疫病退散の祈願という深層心理では通じるものがあると思います。

ジェンナーにヒントを与えた歌

ヨーロッパの農村に、牛乳しぼりの女性の〝美しい顔＝天然痘の痘痕のない肌〟を謳った歌があります。

かわいい娘さんどこ行くの
私は牛乳しぼりに行くのよ〈中略〉
お父さんは農夫よ、と娘はいった
あなたの財産は何なの、かわいい娘さん
私の顔が財産なのよ、と娘はいった

〝私の顔が財産〟というのは、目鼻立ちではなく、牛の乳しぼりの女性の顔には多くの場合、天然痘に罹った後に残る痘痕がないことを謳っているのです。天然痘の感染はほとんどの患者に醜い痘痕を残すので、牛の乳しぼりの女性らは天然痘に罹ったことがないと推測されます。実は当時の農村部では、牛の乳房をしごいて乳をしぼる人（多くは女性）は牛の天然痘のような牛痘にさらされたことがあって、その牛痘に罹った経験のある人は天然痘が村々を襲ったときにも発症しないという、経験的な事実を知っていました。

この話を医師になる前の17歳のエドワード・ジェンナーが耳にします。当時のヨーロッパの教育システムでは、医学校に入る前に医師の見習いをして経験をつけることが求められていました。ジェンナーはソドベリー村のラドロー医師の元で見習い修業をしていたときに、その医師と患者の娘の会話を診察室のかたわらで聞いていたのです。〝牛の乳しぼりをしていたら、牛痘に罹ったから、私は天然痘にはならない〟という娘の主張にジェンナーはひらめき（セレンディピティ）を感じました。

「天然痘は一度罹ると、二度罹りはしない。牛痘は軽い天然痘なのかもしれない。だから、この娘は天然痘にもう罹らないで済むのかもしれない」とジェンナーは考えました。

さらに「牛痘と天然痘の差は、その症状の強さだけではないのか？　牛痘は軽く、天然痘は重いとしたら。牛痘に罹ると天然痘の予防になるのでは？　天然痘の予防や治療は、牛痘にヒントがあるのかもしれない。天然痘は一生に一度だけ罹る病気なのだ。軽い天然痘（牛痘）でその一度きりの天然痘を軽く乗り越えることができたなら。牛の乳しぼりの女性らはそうやって一生に一度の天然痘をやり過ごしているとしたら。牛痘に罹ることで天然痘の発病を避けることができるかもしれない」とひらめいたのです。

牛を飼育して肉や乳を食する生活習慣のあるヨーロッパでは、農村の人々も医師も牛痘に罹ったことのある人は天然痘を発症しないという経験談を知る人は多かったのですが、それを予防や治療に応用しようと一歩踏み込んで考えたのがジェンナーだったのです。

この仮説は彼がやがて医学生になり、また医師となっても、ずっと心に中に宿り続けました。ジェンナーは自分の仮説を確かめるためにさまざまな情報を集めます。それは彼の仮説を裏付けるものでした。医師となって働き出した彼は意を決して、まずは牛痘に罹ったことのある農民を探し出しては、人痘接種（人の天然痘の膿疱などからとったものを健常人にうつし、天然痘を予防しようという試み。ただし、天然痘を重く発症してしまうなどの健康被害もあった。古来、アジア・アフリカを中心にさまざまな形で行なわれていた）のように天然痘を接種してみました。その結果、確かに牛痘に罹った人は天然痘を発症することがないのを確認します。やはり牛痘に罹ると天然痘を予防する効果があるのだ！そうジェンナーは確信しました。

そして、初めて牛の乳しぼりの女性の話を耳にしてから約30年後の1796年5月14日、牛痘に罹った女性の手から膿をとり、ジェームズ・フィップスという少年の皮膚に植え付けます。やがて少年の皮膚に牛痘の症状が現われましたが、しばらくして治ります。こうして、人工的に牛痘に罹らせた6週間後、ジェンナーは少年の腕に天然痘の膿を植え付けました。少年は天然痘を発症することなく、ジェンナーの仮説を立証する結果となったのです。しかし、1例で結論を出すことはできません。1798年、次の機会が巡ってきます。牛痘に罹って治った人に天然痘を植えて、もう一度、その効果を確かめたのでした。

実証的な「実験医学」の精神

天然痘ウイルスを植えるという人体実験は、この病気の高い致死率と後遺症の重大性に鑑みれば、なかなか踏み出すことはできなかったでしょう。30年の長い歳月の中で多くの状況証拠を集めて、試行錯誤した上でこの日がやってきたことは論を俟《ま》たないことだと思います。まだ、免疫学や感染症学、病原微生物学の発想も何もない時代でもありました。人体実験にまで踏み込んだこの実証的な「実験医学」の精神は、ジェンナーが21歳のときに、ロンドンのセントジョージ病院に移って大学で5年間医学を学んだときに遡ります。

当時、部屋を間借りしていたのが、かの有名な博物学者、医学・解剖学者で外科医のジョン・ハンターでした（奇人であり変人という意味でも有名で、私が以前、ある児童書の伝記でジェンナーを書いた際、ジョン・ハンターを登場させると、ある別の出版社の編集者に児童書にジョン・ハンターを書いてはいけないのでは？　と窘《たしな》められました）。実験医学の父、近代外科学の開祖とも言われるハンター教授ですが、彼はジェンナーを「考えてばかりいないで実験してみろ！」という実証精神の教えで実験医学に導いたのでした。

下宿でジェンナーはハンター教授と何度も牛痘と天然痘の話をディスカッションしていますし、ハンター自身も彼の講義で学生にこの話をしています。ただし、ジェンナーのように牛痘で天然痘を予防し、広く人々を救おうというまでの真の重要性を考えるには至っていなかったようです（ハンター教授の好奇心は別の方向にあって、それに集中し、公衆衛生学的な分野には興味は向かなかったのかもしれません）。一方で、ハンターはジェンナーの自然科学への能力も高く評価し、イギリス海軍のジェームス・クック（探検家クック船長）が世界一周で収集した植物標本の分類をジェンナーに担当させたりもしています。これは、ジェンナーにとって貴重な経験となったことでしょう。

実はジェンナーは、自然科学者としての優秀な能力も小さい頃からもっていたのです。子供時代にはヤマネを飼って熱心に観察したり、化石の収集に情熱を燃やしたりもしています。首長竜プレシオサウルスの化石を発見したのもジェンナーですし、カッコウの托卵《たくらん》（他の鳥の巣に卵を産み、ひなを育ててもらう鳥の習性。そこでまっ先にかえったカッコウのひなは他の卵を巣から落とし、その巣の親鳥はカッコウを自分のひなだと思って、せっせと餌を見つけて運ぶのです）というユニークな子育てを見つけたのも彼でした。イギリスで初の有人気球を飛ばしたのもジェンナーです。

5歳のときに両親を失ったジェンナーですが、年の離れた兄や姉のもとで自然科学の才能を伸ばし、奇人変人とも言われたハンター教授のもとで自然科学、医学、実験医学の才能を開花させていったのです。それが、種痘の発見に繋がったことは、人類の幸いとも言えることでしょう。

ジェンナーは牛痘で天然痘を予防できるという事実をイギリス王立協会に報告書として提出します。しかし、医学者としての名誉を失いたくないなら、即座に取り下げるようにと権威あるこの協会から厳命されます。当時の医学では牛の牛痘を人に接種するという考え方は突飛なものだったのです。そんなことをしたら、牛の角がはえる、性格が狂暴になるとまで言われました。実験医学で実証精神を培《つちか》ったジェンナーはこれに屈することなく、牛痘は天然痘を予防するという『牛痘の原因及び作用に関する研究』という著書を1798年に自費出版します。そして翌年には『牛痘についてのその後の観察』という著書を世に送り出したのです。これによって、種痘は世界の医学界に知れ渡ることになります。権威に負けずに天然痘と正面から向き合った姿勢に心を打たれます。

このジェンナーの屈しない精神が、人類の10人に1人を殺してきたという天然痘を根絶する大きな礎《いしずえ》になったのです。ジェンナーの一連の仕事を追って読んでみると、彼の〝物事の原因と結果の因果関係を見つける論理的思考〟に驚かされます。その才能の上にハンター教授の「仮説を実験して確かめろ！」という実証精神がジェンナーの生涯にわたって貫かれています。牛の乳しぼりの女性による会話の一言の〝偶然〟を、ジェンナーはこの実証精神で〝必然〟に変えたのですね。

種痘は広がりましたが、ジェンナーは研究と著作のために、医師として働く時間を割くことができなくなって、収入は激減してしまいました。生活に困るようになって借金までするこ とになります。しかし、ジェンナーは生涯、田舎町のバークレーでつつましく研究をしながら、人生を送りました。そして、私たち後世の人間が種痘の限りない恩恵を「天然痘の根絶」という形で受け取ったのです。

「梅毒」を広めた航海と戦争

さて、天然痘の次に「梅毒」についてお話ししましょう。

15世紀末、突然ヨーロッパに現われた梅毒は、コロンブスの新大陸からの手土産であったという説が有力です。天然痘や麻疹のウイルスの返礼が梅毒の原因菌、梅毒トレポネーマであったのは歴史の強烈な皮肉でしょうか。これを直接、証拠立てる確証はないのですが、ヨーロッパへの感染拡大と新大陸発見の時期が合うこと、15世紀以前のインディオの骨に梅毒とみられる病変があること、一方、ヨーロッパの人骨にそれがほとんど見つかっていなかったことなどが根拠として挙げられます。

1492年、クリストファー・コロンブスはイスパニョーラ島にたどり着きます。スペイン国王の支援を受けて、彼はアフリカ沿岸を通らずにアジアに到達する西方航路を目指していました。マルコ・ポーロの描いた黄金の国ジパングへの道は夢の航路、豊かなアジアへの憧憬《しょうけい》の道でした。

コロンブスの最初の航海は120人の乗組員と共にパロス港から出航、カナリ群島より真西に航路を向け、必ずたどり着くという強靱《きょうじん》な信念のもとに旅を続け（船内には航海への不安と恐怖のあまりにコロンブスの暗殺を企てた乗組員らもいたそうですが）、約2カ月をかけてバハマ諸島のひとつに到達しました。ここを目的地のアジア・インドと見なしたコロンブスは、原住民をインディオ（インド人）と呼びました。

ちなみに彼は最後までインドに到達したと思い込み、インドであるという信念を貫きとおしました。その後も原住民の反乱と戦いながら黄金を必死に探し求め、本国の反対派から投獄されたこともあり、ついには淋しく死んでいます。後世に残されたのは、偉大な冒険家・コロンブスという名声だけであったようです。

さて、さらに南下したコロンブスら一行はキューバ、ハイチに上陸。長い船旅に禁欲生活を強いられた乗組員たちは、現地の女性と性交渉をもち、梅毒に感染したと考えられています。そして、凱旋《がいせん》帰国したコロンブスがバルセロナで女王に謁見している間にも、船員たちは街に出て娼家に立ち入り、梅毒の病原菌を根付かせました。さらに航海を終えた船員たちは報酬を受け取って、次の仕事を求めて各地に散り、戦争が日常茶飯事であった当時は傭兵として戦地に赴いた者も多くいました。

こうして梅毒がヨーロッパに浸潤していく頃、ミラノではレオナルド・ダ・ビンチ（1452〜1519）が「最後の晩餐」の絵筆を執ろうとし、梅毒がいよいよ本格的にイタリアで毒牙を剝き始めた頃、ミケランジェロ（1475〜1564）はサン・ピエトロ大聖堂の「ピエタ」を大理石に刻んでいました。ダ・ビンチとミケランジェロ、彼らが人間の知性と感情と意志を精密な写実でルネッサンス美術を完成させようとしているとき、この人間の本能に由来する恐ろしい疫病がやってきたのです。

イタリア戦争で一気に拡大

フランスの思想家ボルテール（1694〜1778）の『カンディード』の中に、主人公のカンディードが恩師の哲学者パングロスに再会するシーンがあります。久しぶりに目にした旧師の容貌は、梅毒に侵されてかつての見る影もなく〈からだじゅう吹出物だらけで、目には生気がなく、鼻先は崩れ、口はひん曲り、歯は真黒で、声はしゃがれ、ひどい咳に苦しんで、気張るたびに歯を一本ずつ吐き出さんばかり〉（『カンディード』吉村正一

郎訳　岩波文庫）でした。そして、〈余命いくばくもない〉と自身を語るのです。1495年頃に突然、ヨーロッパに現われた当初の梅毒は、急性の激烈な感染症として人命を奪い、その後、約50年かけて現在のような進行の遅い型に変化しました。

この梅毒をヨーロッパ全土に一気に拡大せしめることになった決定的な要因は、1494年にフランス王シャルル8世の企てたイタリア戦争です。彼は当時スペインの支配下にあったナポリを手中にするためにヨーロッパ各地から募った傭兵を率いて、まずローマに入城します。そもそもナポリは13世紀にはアンジュー家の支配していたフランスの領土で、血気さかんな24歳のシャルル8世には領土奪還の強い意志があったのでしょう。しかし、このときすでにスペインの巷《ちまた》では梅毒が流行の兆《きざ》しを見せていました。ナポリに駐在する兵士の多くはスペイン人で、その周りにはスペイン人の娼婦が数多くいました。

一方、シャルル8世の雇い入れた傭兵はフランス、オランダ、スイスからの混成部隊で、当然のように多くの娼婦も共にやってきています。ローマではほとんど抵抗を受けずに入城、ここには3万人の娼婦が待ち受けていたそうです。ルネッサンスの時代は性に寛容で、売春が横行していました。ローマに1カ月滞在し、翌月にはナポリに到着。さしたる戦いもなくスペイン人娼婦と交流したため、一気に傭兵たちに梅毒が広がり、多くの兵士がひどい皮膚病に倒れました。ナポリでは、この奇病のために壊滅する部隊も出たのです。

驚いたシャルル8世はナポリ攻略をすぐに諦め、ほうほうの体《てい》でフランスに逃げ帰りました。フランス軍はこの感染症を「ナポリ病」と呼び、ナポリの人々は「フランス病」と呼び合いましたが、このときすでにシャルル8世もナポリ病に侵されていたのでした。

梅毒は以後、恐るべき速さで拡大し、1498年バスコ・ダ・ガマ一行によってインドにもたらされ、1505年には中国広東《カントン》に広がり、1512年には京都に達して日本に土着します。日本では「広東瘡」「南蛮病」から性風俗と強く関わっていたことで「花柳《かりゅう》病」とも呼ばれ、現在は梅毒と定着しました。わずか25年で梅毒は世界を1周したことになります。

現代日本で激増中

この梅毒が、現在の日本で激増している異常な事態となっています。梅毒は感染力が強いので早期発見、すぐに治療を開始し、慢性感染を起こさないことが肝心なのですが、ここで梅毒という病気についてきちんとご説明しましょう。

梅毒は、梅毒トレポネーマという細菌による性感染症で、感染者の皮膚や粘膜と直接接触することで感染します。梅毒は昔の病気というイメージがありましたが、この数年、日本国内でもまったく「他人事ではない」、今、要注意の感染症となっています。

日本人の秦佐八郎《はたさはちろう》博士によるドイツ留学時代（1910年）の梅毒の特効薬サルバルサン開発という歴史に残る偉業や、ペニシリンの抗生物質の発見で、梅毒は適切に治療すれば治る病となり、患者は激減しました。しかし、感染者が減ればその病気の怖さも忘れられます。近年の日本では、感染者が男女問わず、さまざまな世代で増えています。自分と大切な人を守るためにも、知っておきたい感染症の筆頭格でしょう。

梅毒は慢性感染症で、早期発見（検査）、早期治療開始がポイントです。抗菌薬で完治しますが、治療を中断したり放置したりすると、脳や心臓に重篤な合併症が起こり、死に至ることもあります。また、症状が多彩で無症状の期間もあり、その間も体内で病原体が増え続けます。このため、治ったと勘違いしている可能性の高い無症状の感染者からも感染します。ですから本人も感染に気付かずに感染を広げやすく、治療が遅れることで重症化や治療の長期化に繋がることもあります。

さらに1回の性的な接触で梅毒に感染する割合は、約3割と非常に高いと言えます。コンドームを使用することで感染リスクを減らすことができますが、完全ではありません。オーラルセックスでは、喉の咽頭部に感染します。口に病変があれば、キスでも感染します。梅毒で潰瘍ができているとＨＩＶなどの他の性感染症にも感染しやすくなります。

一方、妊婦の梅毒感染では、胎児に感染してしまい、生まれながらに「先天性梅毒」となる危険性もあります。今、国内で20代の女性に梅毒の感染者が激増している事態が報告されており、次世代への影響も心配されるのです。梅毒の検査は一般の医療機関や保健所でも受けられます。不安がある人は、ぜひ検査を受けてください。

梅毒の進行　第1〜第4病期まで

さて、主に性行為で感染する後天性の梅毒について、具体的にその進行をご説明します。

後天性梅毒は1〜4期の病期に分類されます。潜伏期間は約1〜13週間で、第1期は、感染してから3週間から3カ月までの状態です。陰部、口唇部、口腔内などの梅毒トレポネーマが侵入した部位に赤いしこりや腫れができ、膿をもつようになります。多くの場合、痛みはなく、やがて自然に治っていきます。しかし、梅毒トレポネーマはこの症状が消えた後も、血中に入って全身に広がって体内に存在している状態です。

第2期は、感染後3カ月から3年の状態で、全身に広がったトレポネーマが「バラ疹《しん》」とも呼ばれる薔薇《ばら》の花びらのような円形のピンク色の皮膚病変を起こし、平らなものや少し盛り上がったイボ状のものなど様々なパターンの発疹が出ます。これは顔や手足、または全身に現われます。この皮膚の病変は梅毒に特徴的で、診断がつきやすく、逆にこの発疹が出る時期は是が非にも梅毒の診断をつけたい時期です。感染者の多くがここで医療機関を受診します。

一方で梅毒を診たことのない医師では薬疹と誤診されてしまう可能性があると、友人のベテランの皮膚科専門医は危惧していました。教科書でしか見たことがない場合では診断がつけられないのでは？　とも心配していました。だからこそ、自分で知識をもって検査を受けることも大事ですね。発疹、発熱、頭痛、倦怠感が繰り返されますが、治療を受けなくとも、この発疹も約1カ月で消えます。ここで治ったと感じる人も多いようですが、無症状の潜伏梅毒期に移行します。時に第2期の症状を再発することもあります。抗生物質で適切な治療をしない限り体内に梅毒トレポネーマは残存し、第3期に向かいます。

第3期は感染から約3〜10年の状態です。硬いしこりや腫れが大きくなり、皮膚や骨、筋肉などにゴムのような腫瘍（ゴム腫）ができます。鼻骨が変形することもあり、昔は〝鼻がもげる〟とか〝鼻が落ちる〟とも言われました。このように病原菌が骨を侵し始めると激痛を伴います。

そして、10年以上を経過した第4期になると神経が侵され、全身の麻痺や精神錯乱などが現われます。歩行などの運動障害や言語障害、失明、さらに痴呆のような症状も現われます。梅毒は現在も検査、治療を怠れば、このように恐ろしい慢性感染症なのです。

性感染症という、人に相談し難い病気であることや未治療であっても症状が消える時期があることから（繰り返しますが、病原菌は体内に潜伏しています）、感染者が潜在しやすく、検査と治療が徹底されないこともあり、現在の日本では拡大に歯止めがかけられていません。女子高生がバラ疹を出し、皮膚科を受診して梅毒と診断されましたが、本人は梅毒という性感染症の名前も知らず、付き添ってきた母親が泣き崩れるという事例を、現在経験するケースとして皮膚科医からは聞きました。

性感染症の報告数は男性では20代から40代を中心にした幅広い年齢層に多く、女性は20代が圧倒的です。SNSなどによる交流が盛んになったことが性感染症の感染拡大の背景にあるとされます。これは梅毒にもあてはまることです。コロナ禍にあって、他の呼吸器感染症の流行が抑えられている状況にあっても、梅毒は確実に拡大したのです。

また、梅毒は一度罹って治っても再感染を繰り返します。「僕は梅毒に罹って治ったから、梅毒の免疫ができて大丈夫!」と豪語する人がいますが、そのような認識は大間違いです。自分が治療して完治しても、パートナーが未治療であればまた感染します。梅毒によって潰瘍ができると、HIVなどの他の性感染症も感染しやすくなります。アメリカでは梅毒に感染している人の集団では、HIV感染者数も増加率が大きくなっています。梅毒とHIVの合併症では重症化することも報告されています。

シューベルトの死の病床

さて、「梅毒」に罹って苦しんだ人の人生を取り上げたいと思います。この病に取りつかれた芸術家は多くいますが、なかでも私の心に残るのは、フランツ・シューベルト（1797～1828年）です。

シューベルトは生涯に630の歌曲と8つの交響曲を残していますが、その代表歌曲集『冬の旅』を創作した翌年、彼は梅毒のために31歳で亡くなっています。かの有名な「未完成交響曲」を書き出した時に彼は25歳でしたが、すでに梅毒の症状に苦しめられていました。この曲が未完となったのも、梅毒のためでした。

『冬の旅』の主人公の青年は、失恋の末に社会から隔絶され、孤独の中でやがて深い絶望感に苛まれていきます。そして、彼は死を望みながらも、果たすことはできず、苦しみながら生き長らえて、手廻しオルガンを鳴らす老人と一緒にヨーロッパの厳冬の世界をひたすら歩き続けていくのです。酷寒の白銀の森、凍てつく石畳の街を……。

作曲家としての人生の大半を梅毒に苦しみ、『冬の旅』の作曲当時も、死の病床にあったシューベルトは、友人たちに「恐ろしい曲を聴かせよう」とこの曲を披露したそうです。有効な治療薬のなかった当時、彼はゆっくりと進行していく病に蝕《むしば》まれていくしかなく、全身に発疹が出て、その皮膚症状のために頭皮はかさぶたでおおわれ、髪はそり落として、かつらで隠しました。そして「僕はこの世で最も不幸でみじめな人間だということだ。もう決して健康が回復することはなく、その絶望感から人生をますます悪くしてしまう」と嘆きました。

ウィーンには、シューベルトが晩年を過ごした部屋が残っていて、「シューベルトハウス」として公開されています。十数年前、私はそこを訪れました。小さな板張りの部屋には自筆の楽譜や日課の記録、そして小さなピアノが展示されていました。彼は梅毒のため、左腕が麻痺してピアノを弾くこともままならなくなっていたそうです。病魔の進行と共に、この部屋から出ることも難しくなります。部屋の窓を開けると、すぐ下は街路となり、正面にはもっと高く古い建物があって、この部屋からの視界を当時も塞いでいたことでしょう。見上げると四角い空が見えるばかりで、この空の色が、朝焼けのパールブルーから夜の漆黒に遷《うつ》って一日を告げ、その風の温度と匂いが彼に四季を知らせたのでしょうか。

彼の墓は、生涯尊敬してやまなかったベートーベン（1770〜1827）の墓と共にウィーンの中央墓地にあります。そのベートーベンの聴覚障害も先天性梅毒のためという説もあり、肖像画にある彼のこめかみの肥厚は梅毒説を裏付けるものだともされています。

シューベルトは詩をこよなく大切にし、詩人が思いを織りなす言葉を理解し尊重して、曲をつくっていく作曲家でした。無名の詩人から著名な作家の作品まで曲をつけていますが、ハイネの悲恋の詩もシューベルトは曲にしています。

ドイツの抒情詩人として有名な詩人ハイネ（1797〜1856）も、ゲッティンゲン大学での学生時代に梅毒に感染しています。左手の2本の指から、やがて身体を痺れが襲い、瞼も痺れて開けていられなくなり、指で瞼を持ち上げて物を見たり、書いたりするようになります。さらに言語障害も出て口述筆記すらままならなくなったハイネは、「もう、ごみくず同然です。私は生きながら葬られてしまったようなものです」「私は死ぬだけの、哀れな男なのです」と嘆きました。梅毒で寝たきりの状態となって以後、死ぬまでの8年間を自らが「しとねの墓穴」と呼んだベッドの上で過ごし、自身の生命を吹き込んだ詩を他人に届けることが「死のしとね」から出られなくなったハイネ自身の生の証《あかし》となりました。ハイネの症状は梅毒性の脊髄癆《せきずいろう》でしたが、当時は梅毒と脊髄癆の関係はまったく知られておらず、診た医師は最後まで何の病気か診断をつけられないままでした。

19世紀後半、酒にアヘンに女という退廃的生活に浸って芸術世界を創造するデカダンといわれる芸術思潮が起こりましたが、そこで思い浮かぶのはエドアール・マネ（1832〜1883）です。彼もまた梅毒性の脊髄癆で亡くなっています（享年51）。

みだらな女性を愛してやまなかったロートレック（1864〜1901）は、伯爵家出身ですがパリのダンス酒場に入りびたりになります。画家としての彼の作品のモデルはモンマントルで生き、ムーラン街の娼家に暮らしていた彼の側にいた踊り子や娼婦たちでした。彼の作品に「梅毒の検査を受ける売春婦たち」があります。ロートレックはアルコール中毒と梅毒のため、37歳でその生涯を閉じています。

また、ゲーテやシェイクスピアの作品や手紙には実体験であるかどうかは不明ですが、多くの性病の記述がみられ、これらは彼らが生きた時代の世相を色濃く反映したものであると思われます。シェイクスピアの描くイギリス・ルネッサンス時代の演劇世界も、ロートレックの描いた〝ムーラン・ルージュ（赤い風車）〟に魅せられた世界も、梅毒真っ盛りの時代であったのです。

当時の梅毒治療は百害あって一利なし

さて、この病の病原体が発見され、効果的な治療が出回るには、20世紀の初頭までの長い時を待たねばなりません。では、その間の梅毒の治療とはどのようなものだったのでしょうか。手を替え、品を替え、怪しげな治療法が世の中に生み出されていましたが、そのほとんどは効果を見込めず、激甚な副作用のあるものでした。

皮膚のかさぶた、湿疹には古くから水銀軟膏が使われていたことから、当時の床屋医者や湯屋医者（大学を出た正当な医者は、治らない病気に手を出すと評判が落ちるとして治療を拒んだといいます）は、梅毒にももっぱらこの治療を施しました。患者はまず、全身に水銀軟膏を擂り込まれ、毛布にくるまれて、暖炉の前か発汗室に入れられます。このような燻蒸《くんじょう》式の水銀療法によって、患者の体内から病毒を出させようとするという、非常な苦痛を伴う荒治療でした。

患者は塗り込められた水銀によって水銀中毒を起こし、「生きることは喜びかな」と謳ったルネッサンスの詩人、ウルリッヒ・フォン・フッテン（1488〜1523年、自身も梅毒治療を受けた）ですら、「こんな残酷な目に遭うと、たいていの者は、こんなやりかたで治るよりは死んでしまった方がいいと思うのである」（フランス病について）と書いています。

その他には、グアヤック（ユソウボク）というカリブ原産の植物の樹脂をヤスリで削って、その粉末をお茶にして飲むという治療法が、16世紀の前半にはヨーロッパで広く知られるようになっていましたが、効果はとうてい期待できるものではありませんでした。

梅毒治療薬「サルバルサン」の開発

1870年頃になると、ドイツでは繊維を染める繊維工業が発達し、大量のアニリン物質が市場に流出してきます。すでに17世紀には顕微鏡が発明されており、ヨードチンキや酢酸《さくさん》、硫酸《りゅうさん》、硝酸銀《しょうさん》などによる組織染色が行なわれるようになっていましたが、以後、いろいろな化学染料が用いられるようになります。

この頃、後にロベルト・コッホの弟子となり、ノーベル賞を受賞することになるパウル・エールリヒは、組織学と化学の両方に関心をもっていました。化学物質である染料によって組織への浸透や親和性が異なることを見出し、生きた組織の染色（生体染色）にも成功します。さらに血液中の細胞を染色し、白血球の中で顆粒をもつ血球を区別しました。この血液学の研究だけでも偉業ですが、彼はさらに「細胞にはある物質と結びつく性質があり、細胞がいろいろな働きをするのは、これらの結びつきの結果である」と考え、また一歩進めて「ならば病気を起こす細菌を倒し、人体に害のない、化学物質を見つけられるはずだ」と考えるに至りました。これこそが「化学療法」「特効薬」という概念です。

エールリヒはロベルト・コッホとの共同研究を進め、コッホの発見した結核菌をより鮮やかに染め上げる染色法を開発します。そして、同じ頃、ドイツにやってきた志賀《し が》潔《きよし》と共同でトリパノソーマ症に作用するトリパンレッドという色素も発見します。しかし、トリパンレッドは、数日後に再発する例がありました。そして、再発した動物にはヒ素化合物が効果があることを発見し、この頃からヒ素化合物の実験にのめり込むようになります。しかし、ヒ素は人体に有害であるために、いかに毒性の低いヒ素製剤をつくるのかが命題となりました。それが梅毒の治療薬であるサルバルサンの研究に繋がっていくのです。

このパウル・エールリヒはドイツ系ユダヤ人です。ある有名な医学史研究者は、エールリヒの感染症の治療薬発見を「超えられないように見える困難に対しても、打ち勝てるはずだと信じた例として、おそらく医学の歴史の中で最もすばらしいもの」と評しています。エールリヒは病気を起こす微生物にくっついて、それを破壊する物質が存在するという確信を持ち続けていたのです。

そして、このエールリヒの下に新たな日本人研究者が送り込まれます。その日本人こそが秦佐八郎で、サルバルサンを彼と共に開発することになるのです。

「山の神」「恐るべき生徒」と呼ばれた神童

佐八郎は、山陰の寒村、島根県都茂《つも》村（現益田市美都《みと》町）の造り酒屋の八男として生を受けています。正義感の強い子供であったようですが、学問に対する熱意は大変に強く、正真正銘の神童でした。14歳で、遠縁に当たる同村の医家である秦家の養子となります。中国山脈を徒歩で越えて、岡山第三高等学校医学部（現岡山大学医学部）に進学、同級生からは「山の神」、教授陣から「恐るべき生徒」と呼ばれる学業能力を発揮します。彼の試験答案に、出題者の教授さえまだ読んでいなかった海外の学術論文が引用されていたことは、伝説となりました。

一方、日々の勉学への努力、精進もさることながら、養家への気遣いからか生活費の倹約をかさねた彼の小遣い帳を見た周囲の人間は、彼の食生活を心配したそうです。この小遣い帳を毎月、郷里の養父母に送っていたそうですが、この律儀さ、真面目さ、几帳面さはまさに研究者に向いた才能です。さらに「不撓不屈《ふぎょうふくつ》」とも言える忍耐強い精神力は、やがて、岡山から東京、ドイツ留学でも彼の仕事を開花させる基本精神となりました。

東京へ出た佐八郎は、伝染病研究所で北里柴三郎の弟子となります。この伝研には、野口英世や志賀潔もいました。志賀は赤痢菌を発見、ひと足早くドイツへ留学しています。このような北里柴三郎の研究所に身を置きながら、秦佐八郎は8年にわたって、ペストの研究と臨床治療に当たります。1899年11月に神戸市でわが国初のペストが発生、1901年には和歌山県湯浅町でペストが流行します。佐八郎はここに長期滞在し、治療の陣頭指揮をとってペストを封じ込めました（まさに日本を救ったというべき偉業です）。このペストの患者の治療と「ペスト予防法」として取りまとめられた一連のペストの研究は、危険と隣り合わせの過酷な仕事でしたが、それをやり遂げた実績がエールリヒのもとでサルバルサンの研究ができる機会に繋がるのです。

秦はベルリンの学会会場で初めて会ったエールリヒに、ペストの研究時の感染の危険性を問われます。佐八郎の答えは「捕まえられて牢屋に入れられている罪人にやられるようでは看守失格か」と考えているというものでした。エールリヒは、そんな彼にスピロヘータ（螺旋《らせん》状の形をした単細胞の細菌）を病原体とする梅毒の化学療法の研究を任せようと決意します。

佐八郎は北里の推薦で、ドイツのエールリヒのもとに留学し、梅毒治療薬の研究に専心します。几帳面で真面目な性格の表われた綿密で無駄のない実験計画を立て、正確に実験を繰り返して緻密に解析し、動物での膨大なデータを詳細に検証した結果によって、人間での臨床応用に至るまでの結果を出したのです。

治療の扉を開いた「世を救う薬」

そして、とうとう「エールリヒ秦606」という梅毒の治療薬を見つけ出します。

1910年、この化学物質はドイツのヘクスト社で「サルバルサン」として製造を開始されました。サルバルサンには「世を救う薬」という意味があります。さらにヒ素化合物であるサルバルサンの有効性・安全性を確保するための治療方法の臨床研究にも、秦は手を広げます。「エールリヒ秦606」の606は、606回実験を行なったという意味ではありません。彼らは夥しい化学物質をつくって実験を行ないましたが、606番目につくった化学物質が一番有効性が高く毒性が低かったという、有効性・安全性が得られたのです。佐八郎は、動物に病原菌を植え付けて、試薬の効果と副作用を観察していました。根気のいる厳しい仕事でしたが、606番目の試作の薬剤で、動物の潰瘍が消えたのです。

しかし、サルバルサンはヒ素化合物であるために、副作用を起こします。副作用の弱い、さらに安全性と有効性を備えたサルバルサンをつくる必要がある、と考えた佐八郎は実験を続け、ついに914番目の試薬で「ネオサルバルサン」を開発します。このネオサルバルサンは、1940年代に抗生物質ペニシリンが普及してくるまで、梅毒の唯一の有効な治療薬として、広く世界に普及していきます。

このエールリヒとのサルバルサンの研究によって、佐八郎は日本人初のノーベル賞候補者としての栄誉を得ました。まともな治療法のなかった梅毒に対して、初めて化学療法によって有効な治療薬を開発した偉大な日本人なのです。梅毒がヨーロッパにもち込まれてから実に400年以上が経過して、やっと有効な治療の扉が開いたことになります。

そんな秦の帰国後の仕事のひとつが、先天性梅毒の対策でした。彼は「先天性梅毒の惨害を一般公衆に強く認識せしむ事」を大事とし、それと共に「既婚婦人及び婚約婦人全部に亘ってワ氏反応（ワッセルマン反応・梅毒の検査）を実施する事」を提言して、その結果、もしも陽性となった場合には早期の治療開始によって、「初生児の大多数に於いてワ氏反応を陰性に転化せしめ」得ること等を具体的に示し、対策を求めています。先天性梅毒への対策を広く世に提言し、女性に梅毒の検査を普及させ、もしも陽性であった場合には早期治療を徹底することで、母子の梅毒による健康被害を低減させ、先天性梅毒を防ぐべきだと尽力します。その姿には、限りない生命と健康への畏敬の念をもった愛情深い人間性を認めずにはいられません。

秦佐八郎は後に、北里柴三郎が中心となってつくった慶應義塾大学医学部の教授となりますが、彼のゼミは学生を自宅に招いて食事をご馳走するというものであったそうです。それは、自分が岡山での医学生時代に食費を倹約しすぎたため脚気《かっけ》に罹って動けなくなったという、苦く厳しい経験と教訓からでした。

医学生当時の佐八郎が脚気に罹り病床に臥したとき、運悪く岡山は洪水に見舞われました。佐八郎は友人らを逃がし、下宿の2階で病人の自分だけが残ります。動けない佐八郎は寝ながら一段一段と階段を上がってくる濁流を見つめ、「もし天が自分を必要だと思うなら救ってくれるだろう」と祈ったそうです。その黒い水が階段の最上段1段を残して引いたとき、この救われた命を大切にして、世の人のために働こうと強く決心したというのです。そして、世を救う薬・サルバルサンをつくり出したのですね。ゼミの若い学生さんにバランスの良い食事をさせるというのはこの、身に沁みる話が背景にあるのです。

今から約120年前、遠くドイツの地で梅毒トレポネーマと闘って、治療薬を開発した秦佐八郎先生を思うとき、治療薬の開発で梅毒の恐ろしさが薄らいだ幸福の先に、梅毒患者が急激増しているという日本の現状を先生が憂えておられるように思えてなりません。

ご心配の方は検査と治療をお願いいたします。

「コレラ」は世界各地で発生する

ウクライナの戦闘で上下水道が破壊されたとき、コレラの流行の危険性が指摘されました。実は、地球温暖化の影響によるコレラの発生地域の拡大が指摘されています。

コレラは、原因菌であるコレラ菌に汚染された水や食物を口から摂ることによって感染します。1日前後の潜伏期間で急性の下痢を起こし、治療しなければ数時間で死に至ることもある感染症です。そして、今なお、世界の各地で発生・流行があり、年間140万～430万人の患者が発生していると推定されています。そのうち、2万8000～14万2000人が死亡しています。

飲用水が媒介する感染症を防ぐためには、安心して飲める水と上下水道の整備などの安全な衛生環境の確保が必要です。日本では安心して水道の水を飲むことができますが、海外でそのような国は多くありません。むしろ、飲めない国・地域の方が圧倒的に多く、そのような国では信用できる水を購入する（ペットボトル入りの水が水道水に比べて安全で健康に良いとは限りません。ボトルのキャップが開封された形跡はないか確認も必要）、煮沸する、適切な浄水器を使用するなどの対応が求められます。安全な水が当たり前に使える日本では、水系感染症の危険を感じる機会がありませんが油断大敵です。

コレラ菌はO《オー》抗原によって200種以上があります。ヒトの社会で広範囲に流行を起こしてきたコレラ菌は、コレラ毒素を産生するO1血清型とO139血清型と言われる2種類があります。血清型とは、同じ菌種に属する菌株をさらに区別するためのものです。日本の感染症法によりコレラと定義される疾患は、「コレラ毒素を産生するコレラ菌による感染症」とされています。コレラ菌のO1血清型やO139血清型のように区分されるO抗原は、細菌の細胞壁のリポ多糖の最外部、O側鎖多糖部分の構造の違いによって分類されています。

感染流行を起こす血清型は、主としてO1血清型です。しかし、1992年にインドのマドラス（現チェンナイ）地方で発生したコレラは、O139血清型でした。このコレラ菌はバングラデシュで確認され、現在も引き続き東南アジアに存在しています。

O1血清型は、さらにアジア型（古典型）とエルトール型に区別されます。アジア型は激しい症状を出して、後述する世界的な大流行を起こしては、膨大な犠牲者を出してきました。エルトール型の病原性はアジア型よりも弱く、このような病原性の違いが何によるものか、その理由はわかっていません。その他、アジアやアフリカの一部の地域では変異型のコレラ菌が見つかっており、これらは、より重い症状を引き起こし、高い致死率を示すと想定され、その広がりが憂慮されています。今、世界のどこで、どのような血清型のコレラ菌が発生・流行を起こしているのか、特に途上国に渡航する場合にはそれを知っておくことは自衛に繋がります。

コレラの症状

コレラの主な症状は嘔吐と下痢です。子供から成人までコレラ菌に感染しますが、約8割の人は感染しても症状が出ません。これらの不顕性感染の人の便の中にもコレラ菌が排泄されて、他の人への感染源となることもあります。

発症した人のうち8割は軽症から中等度の症状ですが、残りの2割の患者は重症の脱水を伴った急性の下痢症を発症します。口から入った（経口感染）コレラ菌は、まず胃を通過するときにその多くが胃酸で殺菌されます。このようにコレラ菌は胃酸に弱いのですが、その殺菌を逃れたコレラ菌が小腸に達するとそこで増殖して、コレラ毒素を産生するのです。このコレラ毒素が、腸管内への水と塩素イオンを異常に流出させて、多量の水様性の急性下痢症を起こさせます。

コレラ菌による下痢は、米のとぎ汁のような白色または灰白色の水様便です。重症の下痢症となった場合には、頻回な排便と共に1日に10リットルから数十リットルの下痢を起こして、そのために激しい脱水症状と血漿《けっしょう》中の電解質異常をきたします。さらに電解質の異常で、手足の筋肉に痛みを伴う痙攣も起こします。速やかに医療を受けることが大切で、治療を受けなければ数時間で死に至ることもあります。主に水分と電解質を補給する治療が行なわれます。

治療の中心は、点滴や経口での輸液です。経口輸液は、滅菌の必要はなく、安価で大量に確保でき、治療効果も大きい、極めて有効な治療法です。

また、医師によって、テトラサイクリンやニューキノロン系抗菌薬が第一選択薬として使われます。適切な治療を受けずに脱水の症状が進むと、皮膚には弾力が失われ、〝洗濯女の手〟と表現されるのですが、指先の皮膚にも皺《しわ》がよります。顔は目が落ち窪んで、頬がこけ、これは〝コレラ様顔貌〟と言われます。

1831年のサンダーランド・ヘラルド紙では、このコレラ様顔貌などを以下のように記録して報道しています。「胃に不快感、吐き気、白い水のような下痢。顔は瘦せて皺だらけになり、目は凹《くぼ》みギラギラする」。当時、イングランドの港町では、コレラは新しい伝染病で、この地方紙はその危険な感染症を警告していたのでした。その後、この港町は、コレラの数カ月にわたる流行に見舞われました。

コレラ・パンデミックの歴史

コレラはインドのガンジス川デルタが発祥で、ベンガル地方を中心に流行を起こしていた風土病です。おそらく数世紀前からこの地方に存在していたと考えられます。そのため、19世紀にパンデミックを繰り返したコレラは「アジア型コレラ」と呼ばれました。

サンスクリットでコレラは「ビスシカ」、ヒンドゥー語では「モルデシム」と呼ばれていますが、それは「死に至る腸の病」という意味です。ベンガル地方では、死をもたらす恐ろしい病とされながら、18世紀までインドの国外で流行を起こすことはありませんでした。しかし、18世紀末、イギリスのインド支配が始まると、状況は激変します。まず、インドに進駐したイギリス軍にコレラが流行。数千人の犠牲者が発生しました。その後、べンガル地方から流行地域を拡大したコレラは、世界的なパンデミックを起こし始めます。最初の流行は1817年で、以降、はっきりとしたパンデミックは6回記録されています。

最初の流行は1817~1823年でした。1817年、ベンガル地方を飛び出したコレラは、カルカッタ（現コルカタ）に到達、インド全土で大流行を起こしました。貿易の拡大やイギリス軍の移動にともなって拡大を続け、ネパール、タイ、フィリピン、中国へも到達。万里の長城を遡《さかのぼ》って、ロシア領にも侵入。一方、アラビア半島のオマーンへも向かい、バーレーン諸島からペルシャ湾岸にとりつき、中東、アフリカ諸国でも大流行。この余波が1822年、日本にも及んでいます。これが、日本における初めてのコレラ流行です。この後、コレラ・パンデミックはさらに本格化します。

3年ほど古巣のベンガル地方で、風土病としておとなしくしていたコレラは、1826年、またも盛り返して、1837年まで本格的な世界流行を起こします。このようにコレラの流行がなぜ突然に始まり、どうして終息するのかについては、まだ多くの不明な点が残っています。

コレラはガンジス川を遡り、パンジャブ、アラビアに侵入すると、メッカ巡礼に集っていたイスラム教徒1万2000人が犠牲となりました。エジプトでは、カイロ、テーベ（現ルクソール）、アレキサンドリアの都市に入り込み、エジプトでの死者は1日に3万人を超える惨状となっています。そして、チェニジアに及び、南下してザンジバルに到達しました。

一方、ペルシャからウズベキスタンに入ったコレラは、シルクロードの隊商と共にオレンブルクへ入り、防疫線を突破してついに1830年、モスクワに到達。さらにモスクワからサンクト・ペテルブルクを経て、フィンランド、ポーランドへ侵入。これまで多くのヨーロッパの人々は、コレラはインドの風土病で、文明国のヨーロッパで流行することはないと高をくくっていましたが、そんな状況ではなくなります。

1831年、コレラはついにヨーロッパに到達。オーストリアへ侵入し、ウィーンで流行を起こしました。同年、ドイツのベルリン、ハンブルクでも人命を奪い、ハンブルクの港から軍艦によって運ばれ、イギリスの東海岸にもコレラ患者が発生、1832年にはロンドンで流行が起こります。同年春、パリにも侵入し、フランス全土で流行を起こしました。このとき、フランスでの犠牲者数は9万人と推計されています。

1832年春のパリでのコレラの流行では死亡者数が1万人を超えました。この恐ろしい疫病への恐怖や不安は、政府への不満として爆発します。暴徒化したパリ市民が暴動を起こし、フランスの政治は混乱を極め、その後、共和制へと移行していくのです。

同時期、コレラは、オランダやベルギー、ノルウェーなど北欧の主要都市のほとんどで流行を起こし、船舶で大西洋を渡ります。カナダのケベックに上陸すると、内陸を横断して、ニューヨーク、フィラデルフィアに侵入。さらにロッキー山脈を越えて、メキシコやキューバで流行し、中米のニカラグア、グアテマラまで到達して流行を起こしました。

こうして、2回目以降の大流行で、世界の人口の密集した都市のほとんど全てがコレラに飲み込まれたのです。19世紀のインド・ガンジス川河口域を起源とした、6回のコレラ・パンデミックは全世界で数百万人を殺戮したのです。

地球温暖化でさらなる流行の可能性

コレラ患者の下痢便には膨大なコレラ菌が含まれて、それが周囲の人々への感染源となります。大流行を起こした19世紀はまだ上下水道が未整備で、上水の塩素消毒が行なわれておらず、下水処理の発想も設備もありませんでした。家から排泄物や汚水が直接川に流し込まれたその川の水を上水に使うことも、排泄物や汚水溜めが地下水を汚染したその井戸水を汲み上げて使うことも日常茶飯事でした。このような劣悪な衛生環境を背景に、人口の密集した都市で爆発的な流行を起こしたのです。

コレラ菌は人の移動や交流の少なかった時代には、インドで地域限定的に発生する風土病に留まっていましたが、人の流入流出によって流行が拡大しました。風土病が広域で流行する疫病へと変化した典型例が、コレラ・パンデミックなのです。

1961年のインドネシアのセレベス島（現スラワシ島）から始まったコレラ菌O1血清型エルトール型による流行は、7回目の世界的流行となりました。

2013年には世界47カ国から患者数13万人の発生と、そのうち約2000人の死亡がWHOに報告されていますが、これは現実より遥かに少ない数字だったと考えられます。貿易や観光など業界への影響を危惧して、コレラの調査に消極的であることや監視システムが未整備の国々も多くあるからです。

世界的には、難民キャンプなどでの流行や都市周辺のスラム街での発生など、衛生環境が劣悪で安全な水の確保のできない場所では依然コレラの感染リスクが高くなっています。さらに災害時には、コレラ菌の持ち込みがあったりもともと常在する地域であった場合に、大勢の人々の集まる避難施設でコレラ流行による健康被害が発生しています。

また、コレラ菌は人体の外にも、淡水や汽水、入江の水の中で細菌性生物として生息しています。しばしば藻類の異常発生とも関係し、動物性プランクトン、甲殻類、水生植物の生息地でよく検出されます。地球温暖化による海水温の上昇で、細菌の増殖に都合のよい環境となることが最近の研究から示されており、コレラ菌においては特に沿岸域での水温上昇により生息の場が増え、その流行が起こりやすくなる可能性が指摘されています。日本もコレラに無関係ではなくなる日が来るでしょう。

ジョン・スノー博士のコレラ「感染地図」

煌《きら》びやかなロンドンのピカデリー・サーカス。カーナビー・ストリートから歩いて数分の場所に、19世紀、コレラが水を介して感染することを突き止めたジョン・スノー博士の名を冠したパブがあります。

スノー博士（以下、スノー）は、1854年にロンドンで起きたコレラの流行において、患者の発生が相次ぐソーホー地区で、患者の発生状況と飲み水を中心とした徹底的な聞き取り調査を行ない、死者と給水ポンプの場所を示した「感染地図」（THE GHOST MAP）をつくりました。

これにより、この地区においてコレラ患者の下痢をした排泄物が汚水溜めから井戸に流れ込み、その伝染性の粒子（コレラ菌）が飲み水に混じって、人に飲み込まれることで病気を起こすことを明らかにしたのです。そして、彼は問題の井戸のポンプを外すことでコレラの流行を食い止めようとします。このスノーのつくり上げたスポット・マップという疫学の手法は、今も何らかの感染症が発生した場合に使用されています。

病原体であるコレラ菌の発見は、1883年でした。ロベルト・コッホのビブリオ・コレラの発見で、それは5回目のコレラ・パンデミック最中のエジプトにおいてでした。このコレラ菌発見に遡ること約30年前の1855年に、スノーはこの感染地図等による調査の結果から、病気は病人から健常者に病人の体内で増える「何かのもの」によって引き起こされることを明記した『コレラの伝播様式について』という著作を出したのです。

この感染地図の舞台となったブロードウィック・ストリート（19世紀のブロード・ストリート）の角、変哲もない裏通りにあるのがパブ「ジョン・スノー」で、その外壁には感染源となった井戸のポンプの跡を示した小さな銅版が掲げられています。その側の歩道の赤いグラネイト石の縁石が、スノーの見つけた井戸のポンプがあった場所です。

19世紀のビクトリア王朝のロンドンではあらゆる臭いが病気の原因とされた瘴気《しょうき》説が有力でした。ロンドンの公衆衛生局長エドウィン・チャドウィックは、自分の〝鼻〟を駆使してロンドンを歩き回り、「あらゆる臭いは病気である。臭いが強烈であればあるほど急性の重い病を引き起こす」という信念のもとに、1840年代前後に下水道行政のトップとして活躍すると、ついに1848年「不快除去および伝染病予防法」（通称コレラ法）を制定、新しい建物は既存の下水道に通じる排水管を取りつけることを義務化します。

この〝不快〟とは、主として排泄物のことです。産業革命以降、爆発的に増えたロンドンの人口を背景に、多くの家の汚水と排泄物が、下水道を通じてテムズ川に流れ込むこととなりました。この時代、汚水はそのままに川に流し込まれます。さらに上水は塩素消毒をされることなく、川や井戸の水がそのまま使われていました。こうして、チャドウィックのコレラ法によって、街中の悪臭を放つ汚水溜めは少なくなりましたが、テムズ川の水質が急激に悪化し、テムズ川そのものが巨大な汚水溜めに変容してしまったのです。

ちょうど、スノーがコレラ菌の水媒介説を考えつき、その仮説の実証を集める機会を待っている間に、チャドウィックはコレラ菌を下水道を通じてテムズ川に流し込み、その川の水を飲料とするロンドン市民がコレラ菌を経口摂取する仕組みをつくり上げたことになります。ロンドンで1850年代にコレラで死んだ人間の多くは、その10年前にチャドウィックが下した決断の犠牲となったも同じで、1840年代のロンドンの公衆衛生行政は、このような皮肉な結果となったのです。

田舎の労働者の息子から女王の麻酔医に

ジョン・スノーは、1813年にヨークシャーの労働者の長男として生まれています。14歳の時に外科医の見習いとなり、この徒弟時代にスノーは、キリングワース炭鉱内でのコレラの集団感染を経験しています。これによってスノーは、炭鉱労働者の劣悪な衛生状態を目の当たりにし、極貧労働者が強いられている社会的状況が背景となって、コレラの流行が起こるのではないかと考えました。コレラは自然に広がるものではなく、社会環境や衛生状態が流行に関与するという思いが、若き日の彼の脳裏に残りました。

スノーは、さらにロンドンの上級学校を目指し、ハンター医学校に入学します。ここで、薬剤師と外科医の免状を取り、1854年にコレラ禍に巻き込まれるブロード・ストリートのすぐ近くで開業、新聞に医学や公衆衛生に関する問題について書くようになります。そして、さらに上級の学位を目指して、ロンドン大学の医学士の学位を取得、その1年後には医学博士の試験にも合格。ついにウェストミンスター医師会への加入を果たします。それは田舎の労働者の息子が自身の能力と努力で、破格の出世を成し遂げた瞬間でした。

こうして最上位の医師となったスノーでしたが、上流社会の金回りの良い客よりも、当時の医学に対する疑問や盲点を埋める答えを求め続け、やがてその探究心は当時の外科手術の重要課題である疼痛の管理として、麻酔法の確立に向けられることとなります。

1846年10月、米国ボストンのマサチューセッツ総合病院で、ウィリアム・モートン歯科医師が初のエーテル麻酔を使った公開治療を行なうと、2カ月後の年末には、ロンドンの歯科医が、同様のエーテル麻酔を使って抜歯を実演し、スノーもこの麻酔を見学します。しかし、このエーテル麻酔は、大幅に痛みの感覚を抑えることはできましたが、実際には患者によって、その効果はバラツキがありました。スノーはエーテル麻酔では用量の管理が重要と考え、気体の濃度が温度によって変動することから、エーテル蒸気の濃度算出表を発表します。さらに外科器具製作者と共同で、エーテル蒸気吸入器をつくります。それは器具を湯で温めておくと、その温度が金属コイルを通して、エーテルガスの温度になるという仕組みの器具で、医師は湯の温度管理だけをすればよいという優れ物でした。

こうしてエーテルの適正用量を確保できるようになるのですが、驚くべきことに、スノーはこれらの仕事を抜歯の見学をしてから約1カ月という短期間で成し遂げています。さらに、その後の数カ月で、彼は、エーテルがガスとして肺に入り、血液を回って神経を麻痺させるという作用機序までも解明しています。そして、次に麻酔剤としてクロロホルムが登場すると、スノーはその特性の研究にも触手を伸ばします。

彼の自宅は、麻酔の研究に使う鳥やカエル、ネズミ等で、さながら動物園のようであったそうですが、彼自身がガスを吸っては、意識を失って目覚めた時間を記録するという無茶な方法で、人体実験のデータも取りました。そして、1853年、ビクトリア女王の出産において、スノーは麻酔医として指名されたのです。女王の陣痛緩和にクロロホルムが使用され、お産は滞《とどこお》りなくうまくいきました。こうして、スノーはビクトリア朝のロンドンの最上級の医師へと昇りつめたのです。

1848年、コレラが集団発生しているハンブルクから、ドイツの汽船エルベ号がロンドンに入港。その乗組員が間貸し屋でコレラを発症し数時間後に死亡しました。数日後、同じ部屋に泊まった男がコレラとなって、1週間後には周辺一帯に拡大、終息する2年後までに5万人が犠牲となりました。スノーは、この1848年のコレラ大流行の詳細な報告書を読み込んでいました。

そして、1849年半ば、「コレラは被害者が摂取した未確認媒体によって引き起こされる病気であり、患者の排泄物に直接接触するか、それ以上に考えられるのは、排泄物で汚染された飲料水を通じて伝染する」という自説を打ち立てます。さらに「コレラを防ぐには衛生状態の改善が極めて重要だが、不衛生な空気そのものは病気とは無関係だ」として、チャドウィックら当時の人々が信じ込んだ瘴気説を否定します。これは、『コレラの伝播様式について』として自費出版され、同様の内容が「ロンドン・メディカル・ガゼット」誌にも掲載されますが、医学界からは強い否定的な論評を受けました。

　1854年、ソーホー地区でコレラ禍が発生すると、スノーは詳細な調査に乗り出し、感染地図をつくり上げ、水媒介説を実証します。しかし、スノーの説が認められるのは、1858年の夏の猛暑によるロンドンの大悪臭において、疫病死亡者数に変化がなかったという、人口動態統計学者のウィリアム・ファーの集計した疫病死亡統計のデータが出てからでした。しかし、スノーはこの朗報を待たずして、同年の6月に脳卒中で亡くなっています。

　そして、ジョン・スノーの名前を冠したパブが問題のあった井戸の側にあるのも、皮肉に思えるのです。なぜなら、彼はアルコールを飲まない禁酒主義者であったからです。

第5章

地球環境の変化によって感染症も変貌する

アフリカ密林地帯の風土病「エボラウイルス病」

さて、地球温暖化によって汽水で生存できるコレラの流行地域が拡大すると書きましたが、21世紀の地球環境の変化によって、想定外のウイルス出現に見舞われることは必然として備えなければなりません。本項で取り上げる「エボラウイルス病（ＥＶＤ）」は、まさかエボラが大陸を越えて感染者を出すとは！　と冷水を浴びせられたようにどきりとしました。日本ではエボラ出血熱と言いますが、２０１４年にＷＨＯは従来のエボラ出血熱という疾患名を、出血を伴わない患者もいるためにエボラウイルス感染症に変更していきます。狂犬病と並んで、恐ろしい感染症の筆頭格でもあるこの疾患は、そもそも密林のジャングルの風土病であったはずでした。

〈新顔のウイルスは、環境破壊の進んだ地域から浮上している〉これはエボラウイルス病を描いた『ホット・ゾーン』（リチャード・プレストン著　高見浩訳、飛鳥新社）からの一文です。この１００年、世界人口は飛躍的に増加し、熱帯雨林などの野生動物の生息地域の開発も急拡大しています。人が野生動物のエリアに侵入することで動物由来の未知のウイルスに曝露され、人の社会に新型ウイルスが出現するリスクが高まります。そして、地球の一地域で発生したそのようなアウトブレイク（突発的発生）は、グローバル化した高速大量輸送網に便乗して、短期間で拡散する危険性をはらんでいるのです。エボラウイルスはおそらくオオコウモリを自然宿主として密林に生息し、それに感染した野生動物の死体や生肉に直接触れたことでヒトが感染します。

２０１８年５月にはコンゴ民主共和国の首都キンシャサから約７００キロに位置する赤《せき》道《どう》州において、出血熱症状の患者32例のうち18例の死亡が確認され、そのうち５例中２例からエボラウイルスが検出されました。同国保健省はエボラウイルス病のアウトブレイクを宣言、国連機関などの国際支援も入って抗エボラウイルス薬やワクチンなどで対応し、７月24日の終息までに計54例（死亡33例、致命率61％）が報告されました。

さらにこの流行とは別に（エボラウイルスの遺伝子塩基配列の違いから、発生源に関係性はない）、７月31日には北キブ州において４人のエボラ患者が確認されています。以降、２０１９年３月までに、北キブ州およびイトゥリ州から、疑い例を含め９２７例（死亡５８４例、致命率63％）のＥＶＤ患者が報告されました。発生地域は紛争地帯で、武装集団らによるエボラ治療センターや公衆衛生担当者の襲撃なども起こり、国際支援活動に大きな支障をきたしました。

このようにエボラウイルスのアウトブレイクは現在も発生しているのですが、大陸を越えて先進諸国にもその禍《わざわい》が降りかかってくるかもしれないとウイルス学研究者らに強烈に認知せしめたのは、2014年からのアフリカ3国での大流行であったでしょう。

2014年、中央アフリカ密林地帯の風土病であったエボラウイルス病が、西アフリカ三国（ギニア・リベリア・シエラレオネ）で急拡大し、2016年にWHOによって終息宣言が出されるまでの感染者数は、それまで20回以上起こったエボラウイルス・アウトブレイクの総感染者数をはるかに凌駕《りょうが》したのです。さらに流行が広域・長期間にわたり、国際支援を入れてもなかなか収束の目途《めど》がつかず、遺体が路上に放置され、現地医療は崩壊。もはや現地政府では制御できない状態に陥って、国連安全保障理事会は緊急会合を開き、異例とも言える公衆衛生上の安保理決議を採択したのでした。

エボラウイルスの発見

エボラウイルス病は1976年、スーダン共和国のヌザラという町で、初めて患者が確認されました。この地域の人々は、サバンナやジャングルに点在する小さな集落に親族を中心に集まって暮らし、ヌザラはそうした集落群の中心地でした。そこにある綿工場で働いていた男性がまず倒れ、出血しながら死亡。患者が続発し、工場で働いていた人やその家族、友人など35人が死亡しました。この病はまもなく近郊の町にも拡大します。そのうち一人の患者が経済的に医療にかかれる余力があり、町の病院を受診したのです。するとこの患者の体液や血液、排泄物や吐瀉物に接触することで、医療従事者や他の入院患者に悲劇的な院内感染を起こしました。病院に入院していた患者213人中93人がエボラウイルスに感染、さらに病院関係者の3分の1が感染・発症し、41人が死亡しました。この事態にまだ動ける患者や関係者は病院から逃げ出し、この病院を起点にエボラウイルスが地域に拡散したのです。これが、最初に確認されたエボラウイルス病の流行でした。

さらに、この2カ月後、今度はザイール（現コンゴ民主共和国）のヤンブクという村のベルギー人のシスターたちが無償で運営する伝道病院をエボラの悪夢が襲います。ここに激しい下痢と血便、鼻血の男がふらふらとたどり着きます。ここには医師はいませんが、シスターらによって抗生物質の投与やビタミン注射、脱水に対する輸液などの医療行為が行なわれていました。しかし、ここでは1本の注射器と注射針を碌《ろく》な消毒もせずに何百回も使いまわすという信じがたい行為も常態化していました。このエボラウイルス病患者の注射器を使いまわしたことによって、感染者が激増。シスターらは患者や同僚のシスターが吐血し、鼻血を流し、下痢に苦しんで死線を彷徨う脇でなすすべはなく、ただひたすら祈りを捧げ、無線で助けを懇願し、ようやく政府やWHOが対応することになりました。

WHOはこの死病の原因究明に乗り出し、世界中の主要な研究施設がその病原体の同定を開始します。その結果、電子顕微鏡に浮かび上がったのは、クエスチョン・マークのような細長く、コイルのように巻いた形をした新しいウイルスでした。この病気が最初に出現した地域に流れている川の名前に因《ちな》んで「エボラ」と名付けられました。

エボラウイルスが生息する密林で野生動物を狩猟して、その肉や皮を売ることで生計を立てている貧しい村。そこの無償の病院に溢れる人々。医療品の補給もままならない中で病院を運営する修道会。エボラウイルス病の流行の背景には貧困がありました。

そして2014年から、この密林地帯の風土病であったエボラウイルスがジャングルを出てアフリカの主要都市に侵入、都市型の流行を起こしました。ウイルスはヒトの社会環境の変化で、流行する場所も規模も期間も変えるのです。狂犬病と並び、最悪のウイルスとも言われるエボラウイルス。両者ともにコウモリが自然宿主と強く想定されますが、交通手段の整備と共に密林のコウモリとの距離が縮まったようで恐ろしくなります。この西アフリカ3国を巻き込んでのエボラウイルス感染症大流行の発端は、コウモリの棲んでいたとされる木の洞の中で遊んでいた2歳の男の子でした。

西アフリカ3カ国のエボラ大流行の発端

２０１３年12月、西アフリカのギニアの2歳の男の子が、２０１４年から始まる西アフリカ諸国のエボラウイルス病流行の最初の患者でした。この男の子は、ギニア南東部のゲケドゥという、シエラレオネ、リベリアのいずれの国境にも近い僻村《へきそん》に住んでいました。12月2日、男児はこの小さな村で高熱を出し、嘔吐やエボラウイルス病特有の症状である消化管からの出血を示す黒い便をたれ流して、発症から4日後に亡くなりました。この男児の母親も発症、13日には出血を伴って死亡。続いて、29日には3歳の姉が、3日後の1

月1日には祖母も高熱に嘔吐、そして黒い便を流して、相次いで死んだのです。このとき、村で医療活動をしていた人も犠牲になっています。

さらに、葬儀に参列した人々にエボラウイルスの二次感染が多数発生しました。この地域の葬儀の慣習に従って、遺体を清め、お別れに遺体に触れたりした行為による、接触感染で広がったと考えられます。まだエボラウイルスの感染とは疑われていなかったので、遺体からの感染の危険性に注意は払われていませんでした。葬儀などの厳粛な儀式に対して、その土地の慣習を変えることは難しく、エボラウイルスとわかった後にも、葬儀での遺体からの接触感染は重大な伝播経路となり続けました。こうしてエボラウイルスは村中に広がり、国境沿いであったために国を越えた近隣の村々へも拡散していったのです。

そして、2014年3月23日、WHOは「29人の死亡を含む、49件のエボラウイルス感染疑い事例が発生した」というギニア政府からの報告を公表。こうして、以後、約2年にわたって続く、エボラウイルス病の流行が、西アフリカのリベリア、ギニア、シエラレオネの3国を中心に始まったのでした。

エボラウイルスは、感染症法で同じく最も危険な1類感染症とされるマールブルグ病

（マールブルグ熱）のマールブルグウイルスと同じフィロウイルスです。フィロウイルスのフィロとは、電子顕微鏡で見ると、ウイルスが繊維のフィラメントのような形状をしているところから名付けられました。

エボラウイルスの構造は、U字状、ひも状、ぜんまい状などの形をとり、ウイルス粒子の直径が約80ナノメートル、長径が700〜1500ナノメートルと、インフルエンザウイルスが100ナノメートルぐらいであるのと比較しても、巨大なウイルスです。エボラウイルスに対するワクチンは現在では存在しますが、この大流行の緊急事態下で急遽進められたもので、当時はなかったのです。

エボラウイルスは、これまで5種のウイルスが見つかっています。エボラ・ザイール、エボラ・スーダン、エボラ・ブンディブギョ、エボラ・タイフォレスト、エボラ・レストンです。ヒトに病原性をもつのは、このうち、エボラ・レストンを除く4亜種のエボラウイルスで、いずれも高い致死率ではありますが、25〜90％と亜種によって幅があります。このうち、エボラ・ザイールウイルスは、適切な治療を受けなければ9割の患者が死亡するという非常に強い病原性をヒトに示します。エボラウイルスが発見された1976年から30回以上の流行が起こってきましたが、それぞれの流行によってウイルスの亜種が異なっていました。それぞれが独立して発生・流行し、終息したものと考えられます。

２０１４年の流行では悪いことに、西アフリカのギニアで分離されたエボラウイルスの遺伝子塩基配列の解析結果は、エボラ・ザイールウイルスでした。２０１４年からの西アフリカの流行で重篤な患者や犠牲者が多発したのは、ウイルスの病原性が特に高まったからではなく、この最悪のザイール亜種のウイルスが流行したことにあります。この流行の致死率は、エボラウイルスの感染が確定された患者において約40％となっています。対症療法の治療が、患者の救命に効果を上げた結果であろうと推察されます。

一方、エボラ・レストンウイルスは、サルには強い病原性を示しますが、ヒトには感染しても症状を出さないとされます。ただし、エボラ・レストンウイルスに感染したヒトの症例は極めて少ない（健常な成人男性のみ）ので、断言はできません。このエボラ・レストンウイルスは、アメリカのバージニア州でフィリピンから輸入されたサルから見つかりました。アジアにもエボラウイルスの亜種が存在するということです。

保護区のゴリラ5000頭が全滅

エボラウイルスはヒトやチンパンジー、ゴリラなどの霊長類、アンテロープ（ウシ科の哺乳類、レイヨウ）などに感染することが知られています。ゴリラやサルはヒトと同じように致死的な症状となり、群れでの集団感染も起こしています。

2001年、中央アフリカのコンゴ民主共和国とガボン共和国の国境地帯付近でエボラウイルス病の流行が起こりました。コンゴでは感染者が57人、そのうち43人が死亡（致死率75％）、ガボンでは感染者数65人、そのうち死亡者数53人（致死率81％）でした。このとき、同地区の森に棲むゴリラの群れにもエボラウイルスが侵入し、2005年までの4年間にコンゴ共和国のロッシ保護区の森に棲む5000頭以上のゴリラがエボラウイルスに感染して全滅したとみられています。

一方、自然界にはエボラウイルスやマールブルグウイルスといったフィロウイルスをもちながら、病気を起こさずに共存している自然宿主の動物が存在し、ヒトはその動物や排泄物等と接触することでも感染すると考えられます。

同じフィロウイルスのマールブルグウイルスの自然宿主は、オオコウモリ科のルーセットオオコウモリと考えられ、マールブルグウイルスはオオコウモリからヒトに感染し、さらにヒトからヒトに感染して、ヒトの間で広がると考えられます。

エジプトのコウモリが棲み家とする洞窟を訪れた人が、マールブルグ病を発症した事例も複数報告されています。コウモリの排泄物や唾液などの体液が、コウモリの発する超音波で微細な霧状になって、閉鎖的空間である洞窟内に漂う可能性もあります。また、コウモリを自然宿主とする致死性の病原体には狂犬病などもあることから、コウモリの棲息する洞窟への立ち入りは危険です。

エボラウイルスについて言えば、コウモリの一種（オオコウモリ、フルーツバット）は、エボラウイルスを接種しても症状を出さないことが確認されています。また、これまでエボラウイルス病の患者は熱帯雨林付近で風土病的に発生してきましたが、オオコウモリの生息地と患者発生地域が重なっていることも自然宿主と疑われる要因です。さらにコウモリから、エボラウイルスに対する抗体やウイルスの遺伝子の一部が検出されたことがあります。これはエボラウイルスがコウモリの体内にいたことを示します。

しかしこれまで、コウモリから感染性のエボラウイルスが分離されたことはありません。自然宿主であると証明するためには、継続的にある程度の高い確率で、感染性のエボラウイルスが分離されるか、少なくとも遺伝子が検出される必要があります。現段階では、オオコウモリでこれらを確認できてはいません。

一方、アフリカ中央部で発生したヒトでのエボラウイルスの流行の原因となったエボラウイルス種は、同時期の同地域のコウモリの血液から主に検出されるエボラウイルスに対する特異抗体と相関しています。また、エボラウイルスが最初に発見された中部アフリカでは、コウモリが食用とされていることから、ヒトとコウモリの直接の接触もあるのです。これらのことからも、コウモリが本来の自然宿主ではないかと疑われています。しかし、コウモリがエボラウイルスの自然宿主であると公式に認められている訳ではありません。

ヒトがエボラウイルスに感染するのは、エボラウイルスに感染したサル等の野生動物を狩猟するなどして、その死体や生肉に直接触れることで感染し、その感染者からヒトの集団へエボラウイルスが広がることが、主たる感染経路と指摘されています。アフリカには「ブッシュミート」という野生動物の食文化がありますが、エボラウイルスの感染を予防するために、外務省は西アフリカ等の現地に滞在する邦人に向けて「野生動物の肉を食べないこと」などの注意啓発をしています。

数十個のウイルスでも感染成立の可能性

エボラウイルスに感染した患者は、潜伏期を過ぎて発症すると、突然の高熱、頭痛、筋肉痛や全身の強い倦怠感などのインフルエンザ様の症状が現われます。このありふれた初期症状で、エボラウイルス病を疑うことは難しく、隔離等の対応は取られにくいのです。続いて、発症後4〜7日目に、嘔吐、下痢、貧血や血圧の低下が生じてきます。さらに発症から7〜10日目で重篤となり、外出血、内出血を伴って、意識混濁、ショック症状によって死に至ることが多くなります。患者の体内にエボラウイルスに対する抗体がつくられるまでの間、対症療法によって患者の全身状態をいかに良好に保つことができるかが、予後を決定する肝心な点となるのです。

患者の体液、唾液、吐瀉物、汚物、血液、精液などに触れることによって、エボラウイルスに感染します。患者に嘔吐や下痢などの症状が出てくると、患者に直接接触する機会のある家族や看護人に二次感染が起こりやすくなります。吐瀉物などの汚物に素手で触れると、皮膚の表面のささくれや小さな傷からも感染の危険があり、触れた手指で、目や口、鼻などに触れれば、その粘膜からエボラウイルスが侵入して感染が起こってしまいます。

重症となった患者の体液や血液には、1ミリリットル当たり1億個ものエボラウイルスが含まれます。これに対して、ヒトへの感染は数十個から数百個程度のウイルスが体内に侵入しただけでも成立すると推定されています。排泄物や吐瀉物、血液のごくわずかな接触でも感染すると考えられるのです。ヒトの皮膚の表面には目に見えない微細な傷が多数あります。素手での医療行為は厳禁で、葬儀の際の遺体に素手で触れ、遺体を清めるといった行為は、極めて危険な作業であったことになります。

また、嘔吐などでは周囲に吐瀉物が飛沫となって飛散します。わずかなウイルス量で感染が成立することからも、飛び散った吐瀉物、汚物などの飛沫が看護人に付着することや周囲への汚染も注意すべきです。

史上初の安全保障理事会での決議

このエボラウイルス病の流行は、リベリアは２０１５年５月９日、シエラレオネは２０１５年11月７日、ギニアは２０１５年12月29日にようやく終息が宣言されました。これまでにない長期間にわたる流行で、この３国で２万８６１０人の確定診断患者、感染の可能性の高い患者、及び疑いのある患者が報告され、このうち、１万１３０８人が死亡したのでした（致死率40％）。しかし、保健当局の目の届かないところで亡くなったケースも多数あり、実数はもっと多かったと考えられます。

公式に確認された数字で比較しても、これまでのエボラウイルス病流行の感染・死者数とは、まさに２桁も多い異常な数の感染者、犠牲者が発生した大流行だったのです。それは、１９７６年のアフリカ中央部のスーダン（南スーダン）でこのエボラという疾患が初めて確認されて以来、30回以上起こっていた集団発生における感染者の総数をはるかに凌駕した数でした。また、現地で感染した医療従事者等が航空機で国外に移動して、欧米諸国でもエボラ患者が発生、アフリカ大陸外での初めての患者発生となった事態は、この時が初めてでした。２０１６年3月29日、西アフリカのエボラ出血熱の感染流行に対して出されていた「国際的な懸念に対する公衆衛生上の緊急事態」は解除されました。

これ以前までは、エボラウイルス病はアフリカ中央部の密林周辺の小さな村で発生し、風土病的にその地域で局所的に流行し、短い期間（長くても5カ月間くらい）で終息していました。このようなエボラウイルス病の集団発生の1回当たりの感染者数は数十人から数百人に留まり、しかし、致死率の高い、極めて重篤な疾患であるので、その半分以上が死亡していました。それではなぜ、このようにアフリカ中央部の風土病であったエボラウイルス病が、西アフリカ諸国の首都までを巻き込んでの都市型の大流行に発展し、地球規模の公衆衛生上の危機にまで発展してしまったのでしょうか。これには、21世紀の現代社会が抱える背景が、色濃く反映されています。

エボラウイルスは野生動物からヒトへの感染は起こりにくいのですが、一旦ヒトの感染者が出ると看護人や家族等への、ヒトからヒトへの感染が起こってきます。感染者の血液や体液、吐瀉物や排泄物に直接接触することで感染はするものの、基本的には、インフルエンザのように患者の咳やクシャミなどの飛沫や飛沫核で感染伝播はしないと考えられ、また、患者のほとんどが重症化するために寝たまま動くこともできないので、感染させる人は看護人や家族等に限られます。ですから、エボラウイルス病は、効率よく感染伝播が繰り返されるような病気ではありません。しかし、現地の葬儀の慣習による遺体に直接触れる行為は、感染拡大を強く促す結果となります。

感染症の流行を防ぐには、少数の発生のうちに封じ込めることが重要ですが、2014年からの流行ではこの機を逸しています。年明けから3月にかけての期間に原因不明の出血熱が集団発生していることをギニア政府が把握し、36人を確認し、23人が死亡したと発表したのは3月20日でした。そして、フランス・リヨンのパスツール研究所でエボラウイルスが検出されたとき、すでに感染が疑われる人は80人、死亡者は59人となっていたのです。慌ててWHOがエボラウイルス病の警戒警報を出したのが同月23日、時はすでに遅く、エボラウイルスは隣国のリベリア、シエラレオネにも広がり始めていたのです。

エボラウイルスは致死率の高い恐ろしい感染症ではあるものの、密林の地域限定的な流行に留まるという、これまでのエボラへの認識（常識）が初期対応に甘さを招いたことは否めません。4月、国境なき医師団が事態を憂慮し、現地に医療関係者を派遣し始めますが、感染拡大には歯止めがかからない状況になっていました。しかし、この時点でもWHOは事態の危機感を十分に認識できないまま、本格的な対応は取られなかったのです。欧米諸国の反応が鈍かったことは、これまでのエボラウイルス病は比較的短い期間で終息する、という先入観がまたもやリスク評価に影響を与えたと考えられます。

6月に入るとエボラウイルスの流行地域はますます拡大し、感染患者が急増します。国境なき医師団は「制御できない状況」との声明を出し、やっと、WHO事務局長も、西アフリカ3国でのエボラウイルス病の流行の拡大を抑えるのに苦慮している事実を認めました。国際的な報道もようやく増え始め、日本の国際ニュース等でも流れました。それには現地で埋葬が間に合わずに遺体が街路に放置されている等の衝撃的な内容もあったのです。

2014年8月8日、WHOは、この西アフリカ諸国のエボラウイルス病の流行を「国際的に懸念される公衆衛生上の緊急事態」と発表。現地でエボラウイルスの流行抑制ができず、犠牲者が増え続けているという事態を受けて、9月、国連安全保障理事会は緊急会合を開き、〝西アフリカでのエボラ出血熱の流行は、世界がかつて経験したことがないほどの規模となっており、もはや公衆衛生をも脅かす危機であるだけでなく、社会、経済、人道、政治、安全保障に大きく影響を与える複雑な緊急事態である〟との判断を示して、「国際の平和と安全に対する脅威と認定する安保理決議２１７７」を採択したのでした。安保理が保健関連で緊急会合を開催し、決議を採択したのは史上初めてのことです。

交通網の発達で風土病が都市へ

エボラウイルスは感染してから発症するまでの潜伏期間が2〜21日、平均すると7〜10日で発症します。この長い潜伏期の間に感染者が移動することで、広域にウイルスが運ばれます。近年のアフリカ諸国の長距離の道路整備と車の普及で、僻村に留まっていたエボラウイルスが都市に運ばれることが可能となったことが流行の背景のひとつにあります。

初発地の僻村から、大きな都市へ潜伏期の感染者が移動して、都市にエボラウイルスをもち込んだことが重大な点です。都市は、人口が集中し人口密度も高く、ウイルスの感染伝播には好都合です。さらに留意すべきは、海外の都市には人が流入・集中し、高密度で居住するスラム地域が多くあります。スラム地区は衛生状態も悪く、医療や行政のサービスが届きにくく、感染症発生・流行の把握、ましてや治療も極めて困難です。そこにエボラウイルスの感染者が入ったことで、一気に感染伝播が広がり、爆発的な流行の起点となったと考えられます。そして、ここからさらに、都市の広範囲での流行拡大に繋がっていったと考えられるのです。

2023年、世界人口は80億人、2050年には90億人を突破するとも推定されています。日本では少子化が叫ばれますが、世界レベルでは違います。人口増の食料増産の必要性から、ジャングルや密林等の開発をし、居住区域もそれらの開拓地に広がっています。野生動物の生息エリアにヒトが踏み込むことで、これまでは接触する機会の少なかった動物との接点が生まれ、それはエボラウイルスをはじめ、さまざまな野生動物由来のウイルスや細菌などにヒトが感染する機会をつくっています。それらの微生物は本来であれば自然宿主とは病気を起こさずに共存していますが、そこにヒトが踏み込み、巻き込まれると、ヒトに対しては病原微生物として発症して、ときに致死性の感染症となることもあります。野生動物への直接接触だけでなく、ヒトが野生動物生息エリアの近くに居住することで、動物の体液、血液、特に排泄物などに接触する可能性も考えられ、感染のリスクが増してきます。そして、人口が激増している現代では、そのリスクは高くなっていくでしょう。

もちろん、これまでも、密林や周囲の村々に居住する部族も存在していましたし、野生動物を狩猟して蛋白源とする生活習慣と食文化は、広く分布していました。そのような人々には、野生動物からの病原体に感染する機会はありましたが、それは過去のエボラウイルス病のように、家族内や村内に留まる地域的な流行で終わっていました。

しかし、2014年のエボラウイルス病の西アフリカでの大流行のように、人の交流が増加し、交通網も移動手段も整い始めて、病原体が遠隔地への人口密集地（特にスラム地域）へ運ばれるようになると、感染地域は拡大し、流行の規模も大きくなりやすくなるのです（現在、世界中のほとんどの大都市にはスラム街があり、そこに住む人々は10億人以上とされ、国際連合人間居住計画によれば、2030年には20億人を超えると言われています）。

2014年の流行は、アフリカ諸国の経済発展と交流の活発化、広域化などの社会的・環境的要因の影響が、顕著に現われています。これらが野生動物の生息する地域にも及び始め、密林周囲の村々と近隣の町や大都市が、車や鉄道で繋がり、交流量とスピード効率も上がりました。そして、僻村の地域流行から都市での集団感染にエボラウイルスの流行の形態が変わってきたのです。

首都にまで入ったエボラウイルスが、国際空港から航空機でヨーロッパや北米大陸に拡散したことも、21世紀の象徴的な感染症流行の様式です。ウイルス研究者らにも熱帯の密林地帯のエボラウイルス病が航空機で大陸越えをしたことは、強烈なショックを与えました。そして、このような流行形態の変化は、エボラウイルス以外の病原体でも十分に起こり得ることであろうと思われます。

エボラウイルス病がアフリカ諸国の都市で発生し、流行を起こしてそれが長期化した場合、日本にエボラウイルスが侵入するリスクも想定されます。たとえば、海外の流行地から潜伏期の感染者が入国し、その後、ホテルや自宅で体調が悪くなったので、入国時の検疫所に連絡するという注意事項に従わずに、自己判断で一般の医療機関を直接に受診したとしましょう（これは、2014年に実際にあった事例です。エボラウイルス感染でなかったことは幸いでした）。

そのクリニックで、エボラウイルスの流行地域から帰国したことや患者との接触歴の有無などの情報を医師にきちんと説明しなければ、初期のインフルエンザ様の症状の段階ではエボラ出血熱の診断がつくとは思われません。つまり、隔離などの対応がここでとられることは難しいでしょう。多くの人が暮らす市中に戻り、家族などの周囲に感染を広げる事態も起こり得ます。医療機関の外来での二次感染も生じてくるでしょう。

そして、患者は急速に重篤化し、そのまま一般の病院に救急車や急患で運ばれたとしましょう。その病院のトイレでエボラ出血熱特有の下痢をすると、便器の外に飛び散った少量の汚物でも、そこに含まれる夥しい数のエボラウイルスが感染源になり得ますし、待合室や病室で嘔吐してしまえば、周囲の人々を含め、院内感染の一大原因になります。診察した医師や看護師に感染が及ぶことも、当然あるでしょう。

最も危惧されるケースは、東京駅や新宿駅、大阪駅等の膨大な人数の乗降客が利用する駅に感染者が紛れこんでしまった場合です。駅の構内やトイレ、車両などの空間で、病状が急変した患者が嘔吐、下痢等の症状を呈した場合、汚物中の夥しい感染性ウイルスが感染源になって接触感染が拡大してしまいます。そして、その公共の空間が、膨大なウイルスで汚染されることになります。不特定多数の人々が集まっては拡散していく、このような都市の交通機関やイベント会場などでの二次感染者の追跡はできようはずもありません。

エボラウイルスはアフリカの風土病だから無関係と考えることは、グローバル化した現代社会では愚かなことなのです。

最も恐ろしい生き物が媒介する「マラリア」

紀元前4世紀にヒポクラテスによって発熱が常に起こる「毎日熱」、1日おきに起こる「隔日熱」、4日ごとに起こる「間欠熱」と分類して記載され、人類が古くから苦しめられた感染症が「マラリア」です。しばしば沼沢地の付近で流行が起こり、唾液腺にマラリア原虫をもつハマダラカに刺されることで、人は悪寒、発熱を繰り返してマラリアを発症したのです。その経験からか、まだ蚊が媒介するという感染経路がわかっていなかった頃には、マラリアは「沼地の幽霊」という別名がありました。

その沼地の幽霊が歴史に現われてきたのは、地中海の制海権を独占したローマ帝国が1世紀後半から2世紀に最盛期を迎え、ヨーロッパからアフリカ北部や中東にまで領土を広げた時期です。帝国は首都ローマから放射線状に「ローマ道」を造り、各地の都市を整備しました。こうして通商も盛んになり、富が集中したローマに労働力としてアフリカや中東などの属州から多くの奴隷が連れて来られました。マラリアはもともとイタリア半島などに存在する風土病でしたが、皮肉にもローマの繁栄と共にローマ道で帝国内へ拡大しました。しかし、マラリアは蚊が媒介する感染症なので、感染者がやってきただけでは流行にはなりません。蚊の幼虫のボウフラが増えやすい環境が必要になります。

マラリアの流行に拍車をかけたもうひとつの要因は森林伐採でした。ローマ帝国の繁栄と共に生活物資の生産や軍事力の強化のために、鉄や鉛が必要となります。するとそれら鉱物を溶かすために燃料となる樹木を大量に伐採しなくてはなりません。こうした森林伐採の後に多くの水溜まりができ、ボウフラが大量発生してマラリアが広まることになったのです。さらに愚鈍な皇帝が即位し国力が衰え始めると、河川や沿岸の整備が行き届かずに荒廃していき、ここでもマラリアの発生が起こりました。そして、市民だけではなく、ローマの兵士の中でマラリアが蔓延していくと兵力は衰え、帝国の分裂や滅亡への一因に繋がっていきました。

一方、紀元前後のローマ医学は、アジアやエジプトのアレキサンドリアで発展したギリシャ医学の知識も集積して発展していました。紀元前75年頃に博物学者のマルクス・テレンティウス・ウァロは、著書の中で「マラリアなどの伝染病の原因は小動物ではないのか」と指摘しています。また、紀元130年頃に生まれたクラウディウス・ガレノスは、古代医学の頂点を極めた人物です。

それにしても、初代皇帝アウグストゥス時代から築かれたローマ道は、基本的な道幅を5メートルとし、水平・直線になるように設計され、道の途中にはローマからの距離を示す里程標もあって、最盛期には帝国領土内に総延長30万キロにわたって張り巡らされていたということです。皮肉にもこのローマの道を通って、感染者とマラリア原虫とハマダラカがやってきたのですね。まさにローマの道はマラリアの道でもあり、「死の道」でもあったのです。

このマラリアは現在もなお、多くの感染者と犠牲者を出しています。そもそも、蚊が病原体を媒介する感染症はいくつかありますが、これらの感染症によって、世界で年間75万人もの人々が命を失っていると推計されています。この数は人を含む他の生物から抜きん出て多い犠牲者数であることから、蚊は世界で最も多くの人々を殺している〝最も恐ろしい生き物〟とされているのです。第2位は「人間」であり、世界で戦争や紛争の続く今、身に沁みるランキングです。犬が上位に入るのは前述の狂犬病のためです。

『源氏物語』にも記述が

歴史を紐解けば日本でも古代から土着マラリアと考えられる病気を「衣夜美《えやみ》」「和良夜美《わらやみ》」と呼び、平安時代の『源氏物語』には「瘧《おこり》」としてマラリアと思われる記述が出てきます（当時は加持祈禱で対処していました）。現在は、日本でのマラリアの流行はありませんが、海外渡航者による報告はあります。年間約50～１００人がマラリアの流行地で感染し、輸入感染症として届け出されています。２０２１年には海外への渡航制限もあり、約30人に留まりました。

一方、世界に目を向ければ、熱帯・亜熱帯地域で流行し続けており、２０２１年1年間には約2億４７００万人が感染し、推計61万９０００人が死亡しているとされています。世界人口の約4割がマラリア流行地に住み、感染のリスクがあるのです。世界レベルでは新型コロナウイルスのパンデミックの影響で、マラリアの感染者数、死亡者数は減少しています。今後はまた日本からの海外渡航者が増え、世界でのマラリア感染者数も増加傾向にあるため、ふたたび問題となってくることが想定されます。

マラリアの犠牲者もやはりその多くは医療の行きわたらない地域の幼い命で、サハラ以南のアフリカの5歳未満の子供たちです。それ以外にもアジア、特に東南アジアや南アジア、パプアニューギニアやソロモンなどの南太平洋諸島、中南米などでも多くの発生があります。これらの流行地に育った人々は、何度も罹って免疫を得ていることになります。このような場合とは異なり、日本人旅行客はマラリアの免疫を全くもたないため、感染すると診断や治療の遅れで致命的となることもあります。特に熱帯熱マラリアは怖いので以下に知っておくべき感染症のひとつとして取り上げます。

マラリア原虫は赤血球に寄生して破壊する

マラリアの病原体はマラリア原虫で、ヒトはこの寄生虫の一種のようなマラリア原虫をもつハマダラカに吸血されて、感染します。マラリア原虫が体内に侵入すると、好んで赤血球に寄生し無性生殖（多数分裂）で増え、次々と赤血球を破壊していくのです。

ヒトのマラリアには熱帯熱マラリア、三日熱マラリア、四日熱マラリア、卵形マラリア、二日熱マラリア（サルマラリア）の5種類があります。特に熱帯熱マラリアは発症から24

時間以内に治療しないと重症化し、しばしば死に至る恐ろしい病気です。

また、2004年以降には、東南アジアの広い地域でサルマラリアがヒトに感染して問題となっています。サルマラリアは以前にはサルにのみ感染すると考えられていましたが、近年、ヒトでの感染が判明して、ヒトのマラリアに加わりました。このサルマラリアでも死亡者が出ています。

マラリアは発熱、悪寒、震えと共に38度以上の熱発作で発症します。そして、頭痛、悪心、倦怠感などの症状が出て、マラリア原虫が赤血球を破壊して血液中に放出されるタイミングで、周期的に発熱を起こします。その周期は、三日熱と卵形マラリアでは48時間ごと、四日熱では72時間ごととされますが、熱帯熱マラリアでは不定期で短く、高熱が続くことになります。症状が進むと貧血や皮膚や白眼が黄色くなる黄疸が現われ、さらに進行すると肝臓や脾臓が腫れて、血液中の出血を止める働きをする血小板が減少していきます。

特に注意すべきは熱帯熱マラリアで、これは重症化しやすく、脳症、腎症、肺水腫《はいすいしゅ》、出血傾向、重症貧血など、さまざまな合併症を起こし、致命的となります。ですから、熱帯熱マラリアはきるだけ早く治療を開始する必要があります。発症してから治療開始までの期間が6日を越えると致死率が非常に高くなります。

マラリアの感染・発症・伝播を阻止するワクチンの開発が熱望されますが、効果の大きいワクチンは開発されていません（効果は30％）。またマラリア治療薬に対して、耐性をもったマラリア原虫が発生しています。一般的なマラリア治療薬には耐性の報告が多くあり、治療薬の選択の変化が激しくなっています。

現代社会におけるマラリア対策の問題点

現在でも世界3大感染症「エイズ、結核、マラリア」として、マラリアは公衆衛生上の脅威となっています。健康被害の大きさは甚大な労働力不足を伴い、それは経済発展を阻害し、莫大な治療費の負担は国家財政を圧迫して、流行国の貧困に繋がっていきます。

地球温暖化によって、マラリア原虫を媒介する蚊の生息域の拡大や降雨量の増加による幼虫の生息水域の広がりが強く懸念されます。このまま地球温暖化が進んでいけば、2100年には北米、ヨーロッパ、オーストラリアまでがマラリアの流行地になるという研究報告もあります。また、気候の変動や地球温暖化の影響による異常気象で、洪水や台風、ハリケーンなどの自然災害が大規模化し、その数も増えています。これらの自然災害の後に、蚊の生息密度が上がり、蚊が媒介する感染症の脅威が高まります。当然、ハマダラカも同様で、今後、大きなマラリア流行が起こってくることも指摘されています。

地球温暖化によって、一方では旱魃《かんばつ》や砂漠化などが深刻な被害を出している地域もあります。そこでは農作物は育たず生活が困難となって、人々は生活が可能な場所へ集団移住していくことになります。また、戦争や紛争を逃れた難民の移動・流入もあります。多くの人々の移動や流入は、急速な都市化と人口の過密化を促し、脆弱なインフラ設備しかない居住区で、密に人々が生活することになります。多くの場合で、このような居住区は衛生状態も悪く、スラム化に繋がっています。スラムでの生活は感染症の悲劇的な温床となりやすいことはエボラウイルス病でも見た通りです。ここでまたマラリアの流行も起こりやすくなります。これらは「都市型マラリア」として、すでに大問題となっているのです。

また、マラリア免疫をもたない人が流行地に移住して新たな感染者となる事態や、逆にマラリアに感染した人が赤血球の中にマラリア原虫を保持して非流行地に運んで、新たな流行を起こすこともあります。潜伏期の感染者を検疫で見つけることは困難です。

安全性・有効性の高いマラリアワクチン（特に熱帯熱マラリアに効果のあるワクチンが必要です）の開発、実用化、広い地域への普及が望まれますが、見通しもまだ立ちません。地球温暖化、地球人口の激増、紛争難民問題や貧富の格差等、解決困難な多くの問題を背負ったまま、治療薬に耐性のあるマラリア原虫の報告も続く中で、マラリアの猖獗は止まらず、今後、さらにリスクの上がる感染症となっています。

感染者年間1億人「デングウイルス感染症」

デングウイルスの感染症には、デング熱とデング出血熱の2つの病気があります。デング熱は、主としてデングウイルスに初めて感染して発症した場合に起こる病気で、ほとんどの場合治る病気です。

デングウイルスは血清型で4つの種類に分けられ、初感染したデングウイルスと別の型のウイルスに再感染した場合には、以前のデングウイルスに対する免疫が悪影響して、デング出血熱という、出血を起こす致死率の高い重症な病気を起こすことがあります。実は、このデング出血熱が「デングウイルス感染症」の最も重大な問題なのです。

「断骨熱」という別名をもつほど激烈な症状の「デング熱」は、蚊がヒトを吸血することによって媒介する感染症です。病原体はデングウイルスで主としてデングウイルスを媒介する蚊（ネッタイシマカ）と共に、その起源はおそらくアフリカとされます。このアフリカの風土病とネッタイシマカが奴隷船で大西洋を渡り、西インド諸島やアメリカに運ばれたのが、デングウイルスが広く世界へ拡散するきっかけと言われます。

こうして1779〜1780年には、北アメリカでデング熱が大流行を起こし、ほぼ同時期にはアジア、アフリカでもデング熱の流行が起こっていました。19世紀には主にカリブ諸島や中米地域で風土病的に流行し、20世紀に入ると広く熱帯亜熱帯地域に拡大して、土着して流行するようになります。そして、徐々に温帯地域にもデングウイルスが流行を起こすようになりました。1922年に再びアメリカ南部で爆発的な流行を起こすと、100万人を超える患者が発生。オーストラリアでも流行するようになります。1920年代には、ギリシャでも大流行を起こしています。

1941〜1945年の第二次世界大戦中には地中海沿岸地方でデング熱が流行しました。戦時下の日本でも、1942〜1945年、大阪、神戸、長崎などを中心としてデング熱が流行し、この3年間に全国で約20万人の患者が発生、死亡者も出ています。

1942年の夏、東南アジアのデング熱流行地域のネッタイシマカからウイルスの感染を受けた輸送船の船員によってデングウイルスが日本に侵入、これを日本に生息しているヒトスジシマカが吸血して媒介し流行を起こしたのです。南方に出征している日本兵の中でもデング熱は蔓延しており、終戦後にも帰還兵による輸入例とそれらに由来する国内での流行も起こりました。

現在では東南アジア、中南米、アフリカなどの熱帯、亜熱帯の広い地域で流行し、実に25億人もの人々がデング流行地に住み、世界人口の約半分が感染のリスクをもっているとされます。年間患者数は1億人、その内で25万人がデング熱から重症化した「デング出血熱」を発症しています。日本では海外渡航者が現地で感染して帰国し発症する輸入感染症として、デング熱の報告は近年は年間200症例程度となり、増加傾向にはありました。

2014年夏に約70年ぶりに日本国内でのデングウイルスの感染伝播が起こり、その後2カ月間で162人の国内感染の報告がありました。流行の起点となったのは、さまざまなイベントが開催され、人々の集う東京の代々木公園を中心としたエリアでした。公園からは、デングウイルスをもった多数のヒトスジシマカが見つかりました。また、感染者が各地へ移動した後にデング熱を発症したので、流行拡大が心配され、連日大きく報道されました。その後、5年間は途絶えていましたが、2020年に10代の東京都内の子供が国内で感染した事例が報告されています。彼らは同じ学校の生徒で京都と奈良への修学旅行で行動を共にしていました。今後、デング熱の国内発生、国内感染は十分に想定されます。

蚊が媒介するウイルス感染症の中でもこのデング熱はマラリアと並び、感染者数の多さと健康被害の大きさで最も重大な感染症と言えます。地球温暖化によって、50年後（2085年）には、デング流行地域に住む総人口は52億人にまで達するとしている研究者もいます。今後、デングウイルス感染症が日本でも問題化してくることから、この感染症についても詳しく取り上げましょう。

日本ではヒトスジシマカが媒介

デング熱、デング出血熱の病原体はデングウイルスです。フラビウイルス科に属し、同じく蚊が媒介する黄熱病を起こす黄熱ウイルスやウエストナイルウイルス、日本脳炎ウイルスなどと近縁にあたります。

世界では約3000種、日本でも約100種もの蚊が生息しています。その中で、デングウイルスを媒介するのは、ネッタイシマカ、ヒトスジシマカで、人の住環境に好んで生息しています。熱帯亜熱帯のデング流行国でデングウイルスを媒介するのがネッタイシマカで、強い媒介能力を示します。一方で、日本で媒介するのはヒトスジシマカです。

デングウイルスをもった媒介蚊に刺されると、ヒトの体内でデングウイルスが増殖します。発熱してデング熱を発症する1、2日前から、発症後の4、5日間は、デングウイルスが患者の血中に存在します。このウイルス血症の患者を、雌（血を吸うのは産卵のための雌の蚊だけです）のネッタイシマカやヒトスジシマカが吸血すると、その蚊は血液に含まれるデングウイルスに感染します。するとデングウイルスは蚊の中腸で増殖し、やがて蚊の全身に広がって、蚊の唾液腺に移行していきます。このデングウイルスに感染した（デングウイルスを保有した）蚊が新たなヒトを吸血することで、ヒトへデングウイルスの感染を広げていくのです。蚊が患者を吸血してから、ウイルスの感染能力を獲得するまで、1週間程度とされます。こうして、ネッタイシマカやヒトスジシマカの雌は、デングウイルスを生涯にわたって、ヒトへ媒介するのです。このヒト↓蚊↓ヒトの連鎖でデングウイルスが地域に拡大していくことになります。

デング熱とデング出血熱

デング熱は、デングウイルスをもった蚊に刺されて感染してから、3〜7日（最大2〜14日）の潜伏期間をおいて、38〜40度の急な発熱で始まります。そして、激しい頭痛、関節痛や筋肉痛、目の奥がずきずきと痛む眼窩《がんか》痛、嘔吐などの症状が出ます。デング熱は、ひどい関節痛や筋肉痛から「骨折熱」や「断骨熱」などの別名もあるほどです。

この発熱は4〜8日くらいの間続き、一旦解熱した後にぶり返して発熱する二《に》峰性《ほうせい》となることが多くあります。発症から3〜4日後の解熱する頃に皮膚に点状出血や島状に白く抜けた紅斑などの発疹が現われます。さらに発病後数日で、白血球減少と急激な血小板減少を起こします。約1週間で快方に向かい、通常の場合には後遺症もなく回復します。ごく稀に神経麻痺などの後遺症を残すこともあります。

デング出血熱は、デングウイルスに感染した後、デング熱と同じように発症して経過した患者の一部で、解熱して平熱に戻りかける頃に突然に血漿の漏出や出血傾向が出て重篤化し、ショック症状を起こす、致死率の高い病気です。デングウイルスの初感染を受けて回復した患者では、2回目以降の感染ではこのデング出血熱となる可能性が高くなります。

このデング出血熱の患者数は、世界で年間25万〜50万人です。大人より特に3〜7歳くらいの小児に多く発症しています。子供では急激に症状が進む傾向があり、特に注意が必要です。重症度の進行により1〜4までに分類され、3段階から4段階は、〝デングショック症候群〟と呼ばれます。デング出血熱は、適切な治療が受けられないと死に至る重篤な疾患です。デング出血熱の致死率は、以前には1〜2割ともされましたが、現在は適切な治療が行なわれるようになって、1%から数%とされています。デングウイルスの感染で、なぜ血管の透過性が亢進《こうしん》するのかなど、その重症化の機序は重大な点ですが、未だ解明されていません。

では、なぜデング熱が致死的な病気であるデング出血熱となるのでしょうか。デングウイルスは、血清型の異なる1〜4型までの4種類があります。ヒトはデングウイルスに初めて感染すると、その感染したデングウイルスと同じ血清型のデングウイルスに対しては、体内にできた感染防御抗体によって、二度と感染することはありません。

このとき、体の中には、他の3つの血清型のデングウイルスにも交叉《こうさ》的に働く交叉性抗体も誘導されます。しかし、他の血清型のデングウイルスにも働いて感染を防御できる免疫は数カ月で消えてしまいます。ですから、その後は他の型のデングウイルスに感染できるようになってしまいます。

ですから、別の血清型のデングウイルスをもった蚊に吸血されると、二度目の感染が起こることになります。この二度目以降の感染のときに「抗体依存性感染増強現象」が起こって、デング熱がデング出血熱へと重症化する原因となると考えられています。デングウイルス感染によって初感染後に誘導される、他の血清型に対する交叉性抗体の中で防御免疫に働く抗体は数カ月で消えてしまいますが、防御免疫として働かない（ウイルス中和活性をもたない）、別の交叉性抗体は長期にわたって存続しています。この状態で別の血清型のデングウイルスに感染すると、新たに感染したデングウイルスにこの交叉性抗体が結合します。しかし、このウイルスを中和することはできないので、感染は成立してしまいます。そして、ウイルスと結合したこの交叉性抗体の別の部分が、免疫担当細胞であるマクロファージの細胞表面の抗体受容体に結合すると、ウイルスと細胞とを橋渡しすることになります。その結果、ウイルスがこの細胞に侵入しやすくなって、ウイルスの感染が促進されるのです。

このように防御免疫として働くはずの抗体が、逆にウイルスの細胞への感染を促してしまう現象が、抗体依存性感染増強現象です。二度目以降のデングウイルス感染で、別の血清型のデングウイルスに感染すると、この抗体依存性感染増強現象が生じて、体内でデングウイルスが急激に増殖をして、デング出血熱を発症するのではないかと考えられているのです。このようなデングウイルスの性質は、ワクチンの開発の難しさに繋がりました。

抗体依存性感染増強現象は、新型コロナウイルス感染においても危惧されました。なぜ、高齢者が重症化しやすいのか？　これほど年齢依存的に重症化率や致死率が上がるのか？という新型コロナウイルスの性質の答えについて、高齢者は何度もかぜコロナウイルスに曝露され抗体をもっていることで、抗体依存性感染増強が起こるのではないか？　という仮説があります。このため、抗体依存性感染増強が起こらないようなワクチン設計が必要で、その検証を（特に若い世代は、今後の人生が長いので、時間を経て免疫が低下した頃に新型コロナウイルスに再感染する可能性が高い）十分にする必要があると私は発言していました。パンデミック時の緊急事態であったためか、短期間に新しいワクチンが一気に普及し、私も国の推奨通りに接種していますが、この抗体依存性感染増強の性質が新型コロナウイルスにあるか否かは今後、注視していくべき重要な点であろうと思います。

デングウイルスのワクチン開発

デングウイルスでは4つの血清型のウイルスが存在する訳ですが、前に説明した通り、ある血清型のデングウイルスに対する免疫は、別の型のウイルスに対する感染を防御する能力は低いと考えられます。さらに、ある血清型で誘導される非中和性の交叉性抗体は、別の血清型のウイルスの感染では、デング出血熱の原因となる危険性も排除できないのです。ですから、1種類の血清型のデングウイルスに対するワクチン（単価ワクチン）ではなく、4種類の血清型の全てのウイルスに対する4価ワクチンの開発が望まれます。

また、ワクチンの安全性・有効性を検証するためには、どうしても感染実験を行なえる動物モデルが必要なのですが、デングウイルスにはそれが存在しません。ですから、試作ワクチンの安全性・有効性試験をいきなりヒトで臨床試験を行なって評価しなければならないという高いハードルがあります。また、動物モデルがないことで、デング出血熱の発生機序や感染を防御する免疫学的な指標の解明等も未だ定まっておらず、ワクチン開発に必要な基礎的なデータも揃えるのが困難であったため、なかなか開発には繋がりませんでした。

フランスのメーカーであるサノフィは2015年に4価弱毒生ワクチン「Dengvaxia」の承認をメキシコで受け、中南米やインドネシアでも使用が認められています。当初はデングウイルスの感染歴の有無を問わず接種されていましたが、6年間に及ぶ長期臨床試験で感染歴がない人がワクチン接種後に感染すると重症化する可能性があることが2017年に判明しました。そのため、以降は接種前の検査で感染歴が認められない場合は接種を控えることが勧奨されています。一方、武田薬品工業は2022年8月にデング熱ワクチン「QDENGA」がインドネシアで承認を取得したと発表、デングウイルスの4つの型をカバーする4価弱毒生ワクチンで6~45歳を接種対象として、過去の感染歴にかかわらず接種できるとしています。

全ての血清型の輸入症例が出ている

デングウイルス感染症は、感染しても発症しない不顕性感染の場合も多く、発症する割合は2〜4割です。この不顕性感染者でも、血中にデングウイルスが存在するので、蚊に刺されるとデングウイルスが伝播されて、ヒトへの感染源となることがわかっています。

不顕性感染者がウイルスの伝播をするということから、デング熱の流行をコントロールすることは難しいのです。日本の輸入症例の感染者の主な推定感染国は、インドネシア、タイ、マレーシア、フィリピンなどアジア地域で、さらに中南米、アフリカ沿岸地域の国々もデングウイルス常在国です。今後、輸入症例の増加に伴って、国内でのヒトスジシマカを介した感染も発生してくると考えられます。さらに、これらの輸入症例からのデングウイルスの血清型は、1型から4型まで全部の血清型のウイルスが検出されています。特に最多の輸入症例を出しているインドネシアは、1型から2、3型までが検出されています。

台湾の中北部はヒトスジシマカが生息し、このヒトスジシマカを媒介蚊として、近隣のアジアの国々からのデング熱の輸入症例による流行が繰り返し起こっています。日本もこの台湾と同様の流行が起こることが危惧され、また、毎年異なった血清型のデングウイルスが流行する中、さまざまな型のデングウイルスが持ち込まれることで、今後、デング熱の重症化の症例が発生することも心配されます。

さらに温暖化の影響でネッタイシマカの生息域の北上や標高の上昇など、生息域の拡大がみられ、連動してデング熱の流行地拡大が危惧されています。現在の流行地域の周辺部の温帯地域の国々は、特に影響が心配されています。日本も今後、デングウイルス感染症と無関係ではいられない状況となっているのです。

古くて新しい感染症「結核」

「結核」はエジプトのミイラにもその病痕が認められるほど、人類の歴史と共にある病気です。日本では、特に明治維新後の産業革命期以降から、国内で蔓延し、国民病とも亡国病とも言われ、1950年代まで長く日本人の死亡原因の1位を占めていました。

実は現在の日本でも、年間約2万人の新規感染者が発生し約2000人弱もの人が死亡している病気です。受診、診断の遅れなどによって、学校や職場等での集団感染も起こっています。結核の治療を始めた患者の9％が結核で命を失っているなど、治療の遅れは重症化にも繋がり、コロナ以外の病気へ目が向かなくなると、心配な感染症です。

結核は結核菌の慢性感染によって起こる病気の総称で、結核菌にはヒト型結核菌、牛型結核菌など数種ありますが、日本の結核はヒト型結核菌によって起こります。結核菌が空気感染で吸い込まれることで肺に入って感染します。多くの場合は免疫力によって結核菌は排除されます。排除しきれずに体に結核菌が残留しても、免疫で封じ込められて生涯にわたり発症しない人がほとんどです。感染しただけの状態ならば、他者にうつす心配はないのですが、体の免疫力が低下したり、抵抗力が弱まると結核菌が増え始め、発病しやすい状態になると考えられています。

このように結核では、感染と発症とは区別されます。日本では過去に結核が流行していたので、高齢者には潜在的に結核菌に感染している状態の人が多くいます。祖父母から孫の世代に感染させないためにも、知っておきたい大事な感染症です。

結核の潜伏期間は2年以内、特に6カ月以内が多いのですが、数十年経って発症することもあります。咳や痰、微熱などの症状が長く続き、次第に呼吸が荒くなります。寝汗をかく、食欲がない、痩せる、倦怠感や息切れを起こし、痰に血が混じりはじめます。日本で多いのは肺結核で、結核菌が肺で増え、ひどくなってくると肺組織を破壊して、呼吸が困難になります。喀血して呼吸困難となることもあります。さらに結核菌が腎臓、リンパ節、骨などを侵すこともあり、全身に感染が及ぶ場合もあります。肝心なのは早期診断、治療開始です。長引く咳、痰、微熱、だるいなどの症状があるなら医療機関を受診、診断方法としては、胸部エックス線写真、細菌検査、血液検査などもあります。また、定期健康診断を受けて胸部エックス線写真でチェックします。

結核と診断されると薬での治療が始まりますが、大切なことは決められた薬をきちんと継続して服用することです。薬の不規則な服用や中断で、薬の効かない多剤耐性結核が発生することがあり、患者本人だけでなく社会への脅威となっています。

また、治ったように見えても、再発するケースが数%あります。結核医療費は公費負担制度が利用できますし、多くが薬による治療ですから、とにかく早期に治療を始め、医師の指示を守って薬を飲むことが肝要です。治療によって感染性がなくなれば、出社や登校も可能になります。

結核に対するワクチンは乳幼児期のＢＣＧ接種が国の定期予防接種となっています。ＢＣＧ接種は結核の重症化を防ぐワクチンで、弱毒化した牛型結核菌を接種して、結核に対する免疫をつけます。ＢＣＧを接種すると、感染しても発症する可能性はＢＣＧ接種を受けていない場合の５分の１程度に抑えることができるとされますが、その効果は10～15年と限定的です。また、成人の結核予防に対する効果は高くないとされます。

結核はどこから来たのか？

約１万年前から牛型結核菌は牛の病原体として存在し、感染した牛の乳には牛型菌が含まれ、経口感染で牛の間で広がっていました。紀元前５０００年頃から始まった牧畜によって、牛からヒトへと牛型結核菌が感染し、ヒトの体内で菌が適応する過程でヒト型結核菌が生まれたとされます。こんなことを書くと感染した牛の牛乳を飲んだら感染するのですか？　という質問が飛びそうですが、パスツーリゼイション（低温長時間殺菌法）の開発によって牛乳に入った菌も死滅させられますし、日本においては牛の結核対策が厳密に行なわれているため、ヒトへの感染はありません。パスツーリゼイションとあるようにこれを開発したのは、フランスのルイ・パスツールで、ワインの酸敗防止のために彼が工夫した方法であり、日本の伝統的な清酒の火入れもこれと同じ原理です。

さて、19世紀末になるとドイツのロベルト・コッホが結核菌を発見、さらに結核菌の培養液を煮沸濃縮した濾過液を「ツベルクリン」と命名し結核治療薬として提唱します。しかし、ツベルクリン治療は〝病態は改善するが結核菌は減らない〟と彼自身が述べているように明らかな治療効果はありませんでした。

この頃、『シャーロック・ホームズ』の著者コナン・ドイルは医師として働いていましたが、すぐさまコッホの治療薬の真相を確かめています。そして、ドイルは早い時期から、このツベルクリン治療に疑問を呈する報告を医学誌に書いていました。ツベルクリンは、後にアレルギーの概念の成立と皮内注射法の開発によって、治療薬ではなく診断薬として広く利用されることになります。

そして、１９４４年になって、抗生物質のストレプトマイシンが開発されました。ストレプトマイシンはウクライナからアメリカに移住したワックスマン（１８８８〜

1973）が12年の歳月をかけて、さまざまな菌の抗菌作用を調べ上げてつくり出した結核に有効な初の治療薬です。ここで結核治療に希望の扉が開きます。同年、スウェーデンのレーマン（1898〜1989）がPAS（パラアミノサリチル酸ナトリウム）を開発し、ストレプトマイシンとPASの併用療法が確立され、劇的な治療効果を上げたのです。

日本では1950年代以降にストレプトマイシンが普及し、私の母の世代はそれで結核から救われたのです。それまでは、なるべく栄養を取って安静にするというのがせいぜいで、空気のきれいな場所へ転地療養するのが最善の処置だったのです。サナトリウム文学として名高い『風立ちぬ』の堀辰雄も思い出されますし、トーマス・マンの『魔の山』にはスイスの療養所の様子が描かれています。

白い疫病のロマン化

ルネッサンス期に描かれたボッティチェッリの「ビーナスの誕生」（1485年頃）には、実在のモデルがいて、それはフィレンツェのシモネッタ・ベスプッチであろうと言われています。彼女はメディチ家の男性に愛されましたが、不幸にも結核に冒されていました。「ビーナスの誕生」に描かれた彼女の容貌は、結核の病状をそのままに物語っています。透き通るような白い肌、遠くを見つめる憂いに満ちた瞳、けだる気な表情、なで肩に細く長い首には頸部リンパ節の腫れが認められます。彼女は結核で16歳で亡くなっています。当時のフィレンツェでは、結核はありふれた病でした。

慢性感染をする結核は、発症してから1～2年、あるいは数年の間に徐々に進行し、その間の容貌の変化はしばしば美しさの条件を満たすために、結核という病に美しさと悲哀のイメージが結び付けられていきました。特に若い男女が病み衰える姿は悲壮感をより際立たせ、肌が蒼白になることから、結核は「白い疫病」とも言われました。

ヨーロッパの音楽家のフレデリック・ショパン（1810～1849）はピアノの詩人とも言われましたが、結核に感染していました。「雨だれ」は、15歳で発症した結核の自分の胸の音を聞き分けて作曲したと言われています。

ロシアの劇作家チェーホフ（1860～1904）はモスクワ大学医学部を卒業し、医師になったばかりの24歳のときに突然に喀血、肺結核でした。チェーホフはロシア南部のアゾフ海に面した港町に1860年に生まれ、やがて父が事業に失敗して破産、一家は離散します。チェーホフは一人、町に残って家庭教師をしながら高校を卒業し、町の自治体の奨学金で大学進学しました。モスクワ大学医学部で学ぶかたわら、短編小説を描き、その原稿料を家族に仕送りしていたといいます。豊かで細やかな自然描写と、深い絶望感と悲劇的な人間描写とが二極化して表現されています。

彼はトルストイやドストエフスキー（1881年結核で死亡）、ツルゲーネフと並び、ロシア文学の巨匠となっていきます。チェーホフは肺結核の喀血を繰り返しながらも作品を描き続け、ロシア人の流刑地であるサハリン島を取材して『サハリン』を書き残していますが、このような無理も結核を増悪させたことでしょう。シベリアから、ウィーン、ベネチア、ヤルタと旅しながら作家活動を続け、ドイツのバーデンバイラーが最後の旅地（温泉療養地）となります。医師である自分自身でその病状を判断したのでしょう。友人には「死にに行ってくる」と言い残し、彼の最後の言葉は「Ich sterbe.」ドイツ語で「私は死ぬ」でした。享年44でした。

結核文学は「生の記録」

『不如帰《ほととぎす》』は徳冨蘆花《とくとみろか》によって描かれましたが、この小説の主人公は陸軍元帥の娘で結核に病み、その結婚相手は後に日銀総裁になるアメリカ留学帰りのエリート官僚でした。結核による主人公の死は悲壮感が漂い、実際のモデルもいたことから、結核のロマン化を決定的に日本人の意識の中に植え付けるものとなりました。

不如帰（時鳥）という鳥は口の中が赤く、鳴くときに口が裂けて〝血いづる鳥〟とも言われます。それが肺病の喀血を連想させ、肺結核の病の別名ともなっていました。結核に斃《たお》れた正岡子規（常規）の雅号も「時鳥」で、「子規」という名もホトトギスを意味します。正岡常規は「血を吐くまで鳴く鳥」であるからと、自分自身で注釈をつけています。正岡子規は21歳で喀血、13年間の苦しい闘病生活の果てに死亡。享年35でした。

彼の両肺には大きな空洞ができ、結核性の脊椎カリエスを併発。脊椎に結核菌が侵入し、絶えず膿が流れ出て腰部、臀部に回り、自壊しては流れ出て、3歳下の妹の律が膿をぬぐっては包帯で包みました。子規はいつもおしめのような包帯にくるまれて「病床六尺」にくくりつけられていたのです。そんな結核の病苦をロンドンにいる夏目漱石に「僕ハモーダメニナッテシマッタ」「実ハ僕ハ生キテヰルノガ苦シイノダ」と書き送っています。

そんな子規は亡くなる1カ月前（明治35年8月19日）に長塚節（長編小説『土』を後に描くことになる）に宛てて手紙をしたためています。長塚節は当時、茨城県岡田村にいて、農村の生活を憂え、その悲惨な状況を訴える23歳の青年でした。年齢で言えば一回り若い後進に子規は訴えます。「ソコデ僕ノ考エルニ君ニハ大責任ガアル」。君は農村の閉鎖的な社会や貧困、生活難を憂えるだけでなく、それを解決する方向に自らが積極的に導くべきであるとして〝君が自ら率先して村を開き、学校を建てるがよい、村で優秀と思われる子弟がいれば、君が学費を出して農学校に修業させるがよい、君にはそれをやる大責任がある！〟と書き送っています。このちょうどひと月後、子規は35歳で亡くなるのです。そんな結核性脊椎カリエスの重篤な病状でも、彼は若い後輩に前向きに生きろ！　君には大責任がある！　と降りしきる生気に溢れた言葉（文章）で呼びかけているのです。

節はこの手紙を何度も何度も読み返し、それが後の生き方を決定づけることになります。子規の言葉をそれからの生き様の基本精神として、農村の農民生活の向上に努める人生をまっとうすることになるのです。破傷風の記述に小説『土』を引用しましたが、まさにその『土』を描かせたのは、正岡子規のこの〝最後の手紙〟となった〝励まし・激励〟であったでしょう。子規が病苦の中で連載した「墨汁一滴《ぼくじゅういってき》」「仰臥漫録《ぎょうがまんろく》」「病牀六尺《びょうしょうろくしゃく》」も実に病を超えた著作であり、後世に続く者に確たる生を伝えるものであろうと思います。もしかしたら、その連載を続け、作品を発表し続けることが、彼の生きている証であり、その精神的支柱であったのかもしれません。結核文学とされる作品には著者の実経験を伴うものが多くありますが、それは生き難い病に耐えながら生を全うする、彼らの標《しるべ》であり生々しい生の記録であるのかもしれません。

多剤耐性結核菌が拡大することが非常に心配されている今、薬の効かない結核に感染すれば、また昔の打つ手のない結核の時代に戻ってしまいます。結核は今なお、恐ろしい再興感染症であります。慢性的に続く咳は、咳喘息や百日せきもありますが、結核の可能性を頭に入れておいてください。

成人の「麻疹《ましん》」に要注意

「麻疹」(はしか)は、麻疹ウイルスによる急性熱性発疹性の感染症で、10~12日の潜伏期間の後に発熱、かぜのような上気道炎症状や結膜充血を起こし、コプリック斑という麻疹特有の白斑が頬の内側の粘膜に現われます。この数日のカタル期を経て、全身に発疹が出る発疹期となり、重症にならないで済めば10日程度で回復していきます。

しかし、麻疹は英語でmeaslesと言いますが、その語源はmiser（みじめな人）から来ているほどで、「命定め」と言われていた病気です。現在でも麻疹ウイルスに直接に効く薬はなく、治療は対症療法に留まります。

さらに麻疹には肺炎と脳炎という重大な合併症もあります。肺炎は、麻疹ウイルスによるウイルス性肺炎、麻疹後の二次感染による細菌性肺炎、免疫不全状態時に巨細胞性肺炎などを起こすことがあります。脳炎は麻疹患者の1000人に0・5〜1人の頻度で、患者の約6割は完全に回復しますが、2〜4割は中枢神経系の後遺症を残し、致死率は15％です。中耳炎も麻疹に多く、患者の5〜15％が起こします。細菌の二次感染です。さらに稀（10万人に1人）ではありますが、麻疹に罹患後、数年から10年を経て発症する亜急性硬化性全脳炎（SSPE）は知能障害、運動障害が進行し、予後不良の疾患です。後述する麻疹ワクチン接種後のSSPEは極めて稀で100万人に1人未満に留められます。

さらに、麻疹の重大なことは、麻疹ウイルスによって起こる強い免疫抑制です。麻疹罹患後に一時的に免疫が抑制され、普段では問題にならない病原性の弱い病原体でさまざまな日和見《ひよりみ》感染症を誘発したり、もともと持続感染していた病原体が再度活性化して重症化することも知られています。ツベルクリン反応が一時陰転化したり、結核が再燃、増悪することがあります。

一方、麻疹ウイルスは最強とも言われる強い感染力を持ち、患者の咳などで飛び出したウイルスが空間を漂い、空気の流れによって移動します。麻疹患者とすれ違ってもうつるし、たとえ患者と離れていても同室していただけで感染します。また、麻疹に免疫をもたない麻疹感受性者（以前麻疹にかかったことも、麻疹ワクチンを接種したこともない人）がウイルスに曝された場合には、ほぼ100%の人が発症し、不顕性感染はほとんどありません。この2つの特性によって、過去には麻疹ウイルスが入ってくると、その地域の麻疹感受性者のほとんどが感染していました。春から初夏にかけて、全国的に大流行を繰り返していたのです。このため、国は麻疹ワクチンの開発とその定期接種を進めたのです。

ワクチン接種を受けていても発症する

日本では1969年に高度弱毒生ワクチンが導入され、1978年に小児の定期予防接種に加えられて広く接種されるようになりました。これによって、全国的な麻疹の大流行は起こらなくなりました。地域的な小流行で抑止できるようになって、患者数は大幅に減少したのです。しかし、2000年代になると中学・高校・大学などで麻疹の集団感染が発生するようになり、大問題となりました。2002年に茨城県の中学校で起こった麻疹流行の際には、患者の約7割が小児期に麻疹ワクチン接種を受けて、いったんは免疫を獲得していたにもかかわらず、数年以上が経過して、麻疹ウイルスに曝露されて再び麻疹を発症したのでした。

どうしてこのようなことが起こったのでしょうか。前述のように麻疹の大流行が繰り返されていた頃は、実は発症している子供だけではなく、周囲にいる多くの人たちも麻疹ウイルスに感染していたのです。しかし、すでに免疫をもっているので発症しないで済んでいたのです。このように頻繁にウイルスに曝されて、症状が出ない感染を繰り返している度に麻疹の免疫が低くなっていた人も再び麻疹免疫を追加して記憶していました。ワクチンが普及し、麻疹の大流行は抑制されるようになりましたが、一方で麻疹ウイルスの再感染による追加免疫を受けることがなくなりました。すると麻疹免疫の底上げがかからなくなったため、麻疹の免疫が低下したのです。

問題なのは、麻疹ワクチンで獲得された免疫です。麻疹ワクチンに含まれるのはワクチン株という病原性を弱めた麻疹ウイルスですから、自然界で流行している野生型の麻疹ウイルスよりヒトの体内で増える能力が弱いのです。そのため、ワクチンでできた免疫は麻疹に罹った免疫よりも低くなります。再感染のない追加免疫のできない環境下では、小児のときに1回麻疹ワクチンを接種して免疫を獲得しても、5年から10年を経ると麻疹免疫が弱くなり、次に麻疹ウイルスに曝されると発症してしまうことがあるのです。

そこで、国は2006年度から麻しん風しん混合ワクチンを定期接種として、1歳児と小学校入学前の1年間の2回接種制度を開始し、2008年度から2012年度の5年間に限り、1回しかワクチンを受けていなかった当時中学1年生と高校3年生相当年齢の人に2回目のワクチンを導入しました。つまり、麻疹ワクチンの2回接種でワクチン免疫を高めたのです。

また、おおよそ50歳以上（2023年現在）の人は1回もワクチンを接種していない可能性がありますが、子供の頃にかかって麻疹免疫を獲得している人の多い世代です。20〜40歳代の方々は麻疹ワクチンを1回接種したままの人や、麻疹免疫が低下した人も多いと心配されます。大事なことは母子健康手帳でご自身のワクチン接種歴や麻疹の感染歴を確認するか、血液検査で麻疹の抗体価を調べ、2回接種をしていない人や抗体価が少ない人はご自身で麻疹ワクチンの接種を受けることです。麻しん風しん混合ワクチン接種が勧められます。海外諸国ではまだ麻疹の流行のある国も多く、今後、麻疹ウイルスの日本への持ち込みも懸念されますので自衛することが大切なのです。

終わりに　次なるパンデミックに備えて

パンデミック・フルー「新型インフルエンザ」

２０２３年4月11日、ＷＨＯは、中国広東省に住む56歳の女性が鳥インフルエンザ「Ｈ３Ｎ８型」に感染して死亡したことを発表しました。女性は家禽《かきん》との接触歴があったそうです。実はその前年も、中国から同型の鳥インフルエンザのヒトへの感染報告はありましたが、死亡事例は初めてです。報告によると、このウイルスはヒトに容易に感染する能力はもっていないため、感染が拡大するリスクは低いとされました。

このように鳥インフルエンザはヒトに感染することがあります。鳥インフルエンザがヒトに偶発的に感染するとウイルスの遺伝子が変異し、新たな宿主であるヒトに適応したウイルスが選択されて残っていきます。初めのうちは鳥インフルエンザがヒトに感染するのは稀であっても、この偶発的感染が繰り返され、ウイルスの変異が蓄積されると、いつの日かヒトに感染伝播しやすい性質を獲得することになります。ヒトからヒトに連続的に感染するようになったウイルスは、鳥型からヒト型のウイルスに昇格して、新しいヒト型インフルエンザとなるのです。

基本的にヒトは鳥のウイルスに免疫をもっていませんから、新しいウイルスに曝露されれば感染が成立しやすく、感染すれば重症化しやすくなります。ですから、社会で大流行し、「新型インフルエンザ」としてパンデミックを起こすのです。そして、2〜3年大流行して多くの人が免疫をもつようになると「季節性インフルエンザ」になって毎年流行を繰り返すようになります。時に鳥インフルエンザが豚に感染して豚インフルエンザから、新型インフルエンザとなることもありますが、どちらにせよ、ヒトの新型インフルエンザも、それに続く季節性インフルエンザも祖先を辿れば鳥インフルエンザに行きつくのです。

この数年は新型コロナウイルスの流行で大変になっていますが、この「新型インフルエンザ」のリスクも重大で、鳥インフルエンザ問題を忘れてはなりません。新型インフルエンザが発生した場合の感染伝播の速度は新型コロナウイルスより格段に速く、全世界的・全世代的な同時大流行となる可能性も高いです。その病原性や致死率は元となる鳥インフルエンザによっては、現在の新型コロナウイルス感染症よりも桁違いに高くなることも想定しないとなりません。国民の健康と生活を守る危機管理として、大規模発熱外来や検査体制、投薬、治療体制の確保、また流行時の医療逼迫回避のための大規模集約医療施設などの対策が準備されることが重要です。流行が起こっていない凪《なぎ》の時期に原理原則に従って抜かりなく準備するのが、感染症対策の基本です。

「高病原性（強毒型）Ｈ５Ｎ１亜型鳥インフルエンザ」

鳥インフルエンザの脅威を知らしめた契機は、１９９７年に香港で流行した「高病原性（強毒型）Ｈ５Ｎ１亜型鳥インフルエンザ」の流行でした。それは、18人の重症肺炎患者を出し、うち6人が死亡、翌年初旬には終息しました。この鳥インフルエンザのヒトでの感染における致死率は3割となりました。通常の季節性インフルエンザの致死率は０・１％とされていますので、脅威的な高さです。

鳥インフルエンザは通常であれば水禽や家禽に感染しても、呼吸器と消化器に感染し症状を出しませんが、この強毒性ウイルスは鳥に全身感染を起こし、鶏をほぼ100％殺す強い病原性を示しました。その強毒性の鳥インフルエンザH5N1型ウイルスがヒトに感染して、さらにヒトに3割もの致死率を起こす重症肺炎を起こしたのです。強毒性のインフルエンザウイルスがヒトへ感染を起こし、そして強い病原性をもって死亡事例を出したのは、この香港のケースが初めてでした。この強毒性ウイルスのヒトへの感染が続き、遺伝子の変異を起こして「強毒性新型インフルエンザ」となった場合には大変な健康被害を及ぼす可能性が考えられました。

香港政府は、ヒトへの感染源となっている家禽をすべて殺処分し、ウイルスの感染源を絶つという対策を即座に実行し、流行を終息に導きました。この強毒ウイルスの起源や香港への伝播侵入経路は不明でしたが、ヒト型に変化した「強毒型インフルエンザウイルスによるパンデミック」が危惧された最初の事例でした。

その後、SARS（SARSコロナウイルスによる重症急性呼吸器症候群）が2002年冬に発生、その流行が2003年前半に終息した後も、冬季でのSARSの再出現が懸念され、香港を中心にこれを早期検知するための監視強化が続けられました。このような状況下、同年の晩秋、中国南部への帰省から香港に戻った家族内で重症肺炎の集団発生が見つかりました。しかし、それはSARSではなく、強毒性H5N1亜型の鳥インフルエンザの再出現だったのです。その後も、この膨大な家禽を斃死《へいし》させる強毒型の鳥インフルエンザウイルスは、ベトナム、インドネシア、韓国、日本などにも拡大し、さらに中国奥地から南シベリア、インド、中東、ヨーロッパ、北アフリカへと広がりました。

流行地域では人への感染伝播例も増え続けました。不思議なことに小児と若年成人が大半を占め、高齢者の感染は少なかったのです。また、ウイルスは呼吸器上皮から血流を介して全身感染を起こし、さらには宿主免疫系の過剰応答（サイトカイン・ストーム）による多臓器不全が生じ、致死率60％という重篤な転帰《てんき》をとる恐ろしいものでした。

翌2004年夏季に流行は収束しましたが、冬季には再流行し、これが2017～2018年の冬まで繰り返されました。この間に860人の感染患者と454人の死亡（致死率53％）が報告されていますが、それ以上の隠れた健康被害が推定されます。

ウイルスの性状解析からは、H5N1型ウイルスは強毒性を規定する既知の遺伝子シグナルをすべて兼ね備えており、遺伝子変異が蓄積して多様化が進み、徐々に鳥型からヒト型へ変化していました。さらにわずか数カ所の遺伝子変異が起これば、ヒトからヒトへの効率の良い感染伝播能力を獲得して、病原性が高い新型インフルエンザによるパンデミックを起こす可能性が示されました。

そして流行を繰り返す間に、H5N1ウイルスは、遺伝子変異によっていくつかの系統に分岐し、各々に抗原変異が起こっていました。加えて、他の鳥インフルエンザウイルスとの間に遺伝子交雑を繰り返して、H5N2、H5N6、H5N8などの新たなH5亜型の強毒性ウイルスが誕生して世界各地に拡散、またヒトへの感染も起こっており、さまざまなウイルスによるパンデミックの可能性が増大してきたのです。

H5N1亜型鳥インフルエンザへの世界的対応

これに対し、WHO、国連食糧農業機関（FAO）、国際獣疫事務局（OIE）は、協力して家禽での感染伝播を断ち、ヒトへの感染を阻止してパンデミックの発生を未然に防ぐ努力を行ないました。各国は感染した家禽の大量殺処分や、汚染地域の消毒や移動制限などの厳しい対応をとったのです。一部の国で、家禽に対するワクチン接種戦略を採用しましたが、その結果、抗原変異ウイルスが派生して土着化が進んだ例もあり、ワクチン戦略には賛否両論があります。

WHOは鳥からヒトへの感染が起きた際には、発生局所で流行を封じ込めて、パンデミックの発生を阻止する態勢を強化し、さらに、初期対応に失敗してパンデミックに進展する可能性が高まった際には、感染拡大と健康被害を最小に留め、社会機能・経済活動の破綻を防ぐために、幅広い緊急対応計画と事前準備を確立しておくことを各国に勧告し、その指導・準備を進めました。

一方、強毒性鳥インフルエンザによる健康被害の増大とパンデミック出現の危機に直面した中国政府は、2017年9〜11月に全国一斉に全家禽（50億羽以上で接種率89％以上）へのH7N9（2013年春に上海《シャンハイ》で感染患者が出現し、やはり問題となっていた）とH5N1亜型混合ワクチンの接種を断行します。膨大な予算と労力を投入した緊急対応は大きな賭けでもありましたが、結果的には、接種後に中国での家禽におけるH5N1亜型ウイルスの流行はほぼ完全に制圧され、感染患者の報告もほとんどなくなる効果を上げました。強毒性のH5N1亜型ウイルスによる最悪のパンデミックの可能性は、ひとまず減少したのです。

しかし、中国以外ではH5N1亜型ウイルスは依然流行を繰り返しており、また抗原変異を起こしたH5亜型のさまざまな交雑ウイルスは、中国、ベトナム、韓国、日本、バングラデシュ、インドなどのアジア諸国や、ヨーロッパ、エジプト、南アフリカなどで流行を繰り返し、ヒトへの偶発的な感染例も報告されています。特に、2020年には、ヨーロッパで強毒型H5N8亜型ウイルスが出現し、家禽への流行が拡大しています。さらに、このウイルスは、カモなどの野鳥によってシベリアから東アジアへ伝播され、中国、韓国、日本でも各地の養鶏場で大きな被害を出しているのです。

危機管理・安全保障として対応すべき新型インフルエンザ対策

2021年2月20日、ロシアの衛生当局は、2020年12月に南ロシアの家禽農場で、H5N8亜型鳥インフルエンザウイルスに7人の作業員が感染したと報告しました。ヒトからヒトへの感染は認められないとしましたが、H5N8亜型鳥インフルエンザウイルスの初めてのヒトへの感染の報告となりました。

また、2023年2月にはカンボジアでH5N1型鳥インフルエンザウイルスに感染した11歳の女児が死亡し、その父親の感染も報告されました。これらのことから、強毒性鳥インフルエンザウイルスからの新型インフルエンザウイルスの発生や、そのパンデミックへの懸念は残っており、WHOは警戒を継続しています。最悪の可能性をもつ強毒性ウイルスのパンデミックへの準備・対応体制を緩めてはいけないと考えねばなりません。

危機管理、危機対応の鉄則は、最悪の事態を想定し、それに対応できるように必要十分な事前計画と緊急対応計画を立て、これらを準備しておくことです。検査体制の拡充、陽性者の保護隔離施設の準備、変異ウイルスの動向を十分に察知できるゲノム解析体制の確立、そして医療体制においてはベッドの確保のみならず、専門医療スタッフの確保、フロントラインとなる検査診療外来の設置、さらにワクチンのみならず、治療薬の開発とさらなる治療方法の確立等が含まれます。

そして、将来パンデミックが終息した後には、今回の事態について、幅広い方向から、建設的な批判・反省に基づく評価を行ない、それを教訓として、パンデミック政策の将来の方向性と展望を提示し、危機管理体制の再構築を確立する必要があります。また、次なるパンデミックの対応として、鳥インフルエンザウイルスの問題を再度認識すべきであることを再度記しておきます。このパンデミックが起これば、ＣＯＶＩＤ19のパンデミックをはるかに上回る健康被害、犠牲者が発生するものと考えられるからです。

本書は２０２２年２月から約１年３カ月にわたって「週刊ポスト」に連載した「感染《うつ》るんです　知っておきたいウイルス・菌の話」を元に書き起こしました。「週刊ポスト」編集部の山岡三恵氏、新里健太郎氏には連載時よりお世話になりました。心より御礼申し上げます。

岡田晴恵［おかだ・はるえ］

白鷗大学教授。共立薬科大学大学院を修了後、順天堂大学にて医学博士号を取得。専門は感染免疫学、公衆衛生学。国立感染症研究所、ドイツ・マールブルク大学医学部ウイルス学研究所、経団連21世紀政策研究所などを経て、現職。テレビやラジオへの出演、専門書や小説、児童書などの執筆活動を通して感染症対策に関する情報を発信している。『秘闘―私の「コロナ戦争」全記録』『コロナの夜明け』など著書多数。

編集：新里健太郎

感染症・微生物学講義

人類の歴史は疫病とともにあった

二〇二三年 八月六日 初版第一刷発行

著者 岡田晴恵
発行人 三井直也
発行所 株式会社小学館
〒一〇一－八〇〇一 東京都千代田区一ツ橋二ノ三ノ一
電話 編集：〇三－三二三〇－五九六一
販売：〇三－五二八一－三五五五

印刷・製本 中央精版印刷株式会社
本文DTP ためのり企画

Printed in Japan ISBN978-4-09-825455-2